Michael Preuss

BOA Regionalanästhesie
Basics of Anesthesiology, Band 1

BOA Regionalanästhesie

Michael Preuss

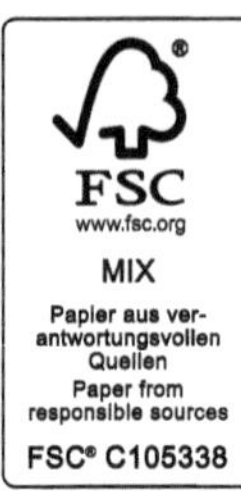

Inhaltsverzeichnis

Vorgeplänkel 7

   Vorwort zum Buch BOA Regionale 7

   Vorwort zum Grundlagenskript Regionale 8

   Widmung 9

Übersichtstafel obere Extremität 10

Übersichttafel untere Extremität 11

Orientierendes 12

   Zu Schall & Gerät 12

   Till confusion does us PARRT – wohin soll ich was? 14

   Artefakt? 16

   In-plane, out-of-plane & cross 18

   Stepping down, tracing back, Hydrolokalisation... alltägliche Begrifflichkeiten in der Regionalanästhesie 21

Physiologisches/ Pharmakologisches 22

   Pharmakologie der Lokalanästhetika 22

   Wedensky & die minimale Hemmungkonzentration Cm 29

   Jeder kriegt sein Fett weg... NF-Therapie der LA-Intoxikation 31

   pH und pKs - Reprise 32

   Aktionspotentiale in Nerv, Reizleitung und Myokard 35

   Neurostimulation/ Nervenlokalisation 41

   Den Fasern auf die Nerven gehen... 43

   Basisanatomie 43

Obere Extremität 46

   Plexus axillaris 46

   MCBN & ICBN – wie man Schmerzen der Blutsperre am medialen Oberarm vermeidet 54

   Interskalenärblockade 56

   Interskalenäre Blockade (ISB/ ISK) 58

   Nervus phrenicus beim ISK 66

C6/ C7 67

Nervus supraclavicularis & supraclaviculäre Plexusanästhesie – Confusio supraclavicularis 68

Ums Schlüsselbein – Supra-/ Infraclavicularblockade 70

Ellbogennahe Blockade 74

"Handblock" – distale Nervenblockaden 74

Untere Extremität 76

Nervus femoralis 76

Nervus obturatorius 78

Verborgenes (Saphenusblockade) 80

Cutaneus femoris lateralis 83

Pain in the... – proximaler Ischiadicusblock 84

Poplitealblockade, distaler Ischiadicusblock 86

Fußblock 89

Nachgeplänkel 91

Bockige Nadeln und Tiefschutz 91

Katheter fixieren? 93

Basteln für den Nachwuchs – Ultraschallphantome 95

Zum Michel 98

Anhang oEx 100

Anhang uEx 105

Vorwort zum Buch BOA Regionale

Ich schreibe dieses „Buch" im Januar 2024. BOA, mein Blog, das "Online-Lesebuch für die Schlafwagenfraktion" liefert in seinen Artikeln die Grundlage, existiert aber seit knapp einem Monat nicht mehr in den Weiten des WWW. Eine ganze Reihe lieber Anfragen hat schließlich den Entschluss reifen lassen, die Artikel zumindest zum Teil oder in Ihren wesentlichen Grundzügen verfügbar zu machen.

Mir ist etwas unwohl dabei – auch weil sich die Medizin rasend schnell verändert und was heute stimmt, ist morgen schon ein alter Hut. Etwas aus dieser praktischen Wissenschaft in Buchform zu gießen, nagelt es eben auf den Seiten fest und ich rechne eher nicht mit regelmäßigen Neuauflagen. Dieses Büchlein ist also im Wesentlichen ein nostalgisches Projekt und eben - wie so oft auch im Blog erwähnt - kein Lehrbuch, sondern reines Medutainment, medizinisch inspirierte Inhalte zu Unterhaltungszwecken. So möchte ich es auch verstanden wissen, als Spaß im schnodderigen Tonfall und sicher nicht als Ersatz für Studium, Assistenz und fundierte Ausbildung – die findet nämlich an Unis, Lehrkrankenhäusern und mit OA/ OÄ-Hilfe am Krankenbett statt. Insofern kann ich auch keine Garantien übernehmen für die Richtigkeit medizinischer Daten, Zahlen, Dosierungen, etc. – die müsst Ihr Euch als Ärzte selber erarbeiten, bzw. gegenlesen, verifizieren, wenn Ihr Euch entscheidet etwas von hier nutzen zu wollen.

„Fähig machen statt fertig machen"

Damit fing das mal an. Mit dem Wunsch eines geplagten Assistenten nach guter Lehre vor der Realität einer von Herablassung geprägten fachlichen Vernachlässigung. So entwickelte sich ein Fresszettel zum laminierten Spickzettel, zum Kittelbuch mit „Kochrezepten" für den klinischen Alltag, zu kleinen Kurseinheiten für andere, zum Blog für diejenigen, die in der Alltagslehre v.a. auch nur blöde Sprüche, Abwertung und wenig Inhalt präsentiert bekamen. Praxisnah sollte es sein und niederschwellig, und ich wollte **„Werden, was mir selber gefehlt hat"** und konnte das als Oberarzt auch ein paar Jahre sinnvoll für andere umsetzen.

Ungleich mehr Köpfe erreicht habe ich aber wohl online, wo Texte im Alltags-jargon, zotige Sprüche und darunter medizinische Inhalte wohl den Nerv einer AssistentInnenschaft getroffen haben, so dass in 7 Jahren über 2 Millionen Klicks zu verzeichnen waren.

Und nun zementieren wir den Regio-Text für die, die ihn haben wollen. Mir bleibt nur danke zu sagen, denn ich habe wohl am meisten lernen dürfen in der Zeit.

Vorwort zum Grundlagenskript Regionale

So, offenbar war es doch zu etwas gut. „Meine" Assistent*Innen" haben jeden-falls von ihrem online Skript profitiert. Ich hoffe, Ihr habt auch etwas davon - natürlich nur zu Medutainmentzwecken… also zum gegenseitigen Schallen und Vergleichen mit dem Lehrbuch zur Schallanatomie, oder so…

Immer dran denken, Lehre darf auch Spaß machen, nur am Ende muss in der Anwendung der Patient hinten besser rauskommen, als er vorne rein ist, also: Nihil nocere – Keinem schaden und dazu gehört auch, dass der Geschallte und ggf. Regionalanästhesierte nicht tausend Tode stirbt vor Angst, weil er zu ge-nau versteht, dass Du das hier zum ersten Mal machst – schallt doch erstmal am mitstudentischen Ob…äh… Subjekt.

Grundsätzlich ist BOA Medutainment, ersetzt weder Uni, noch Lehrbuch, noch OA oder Praxis. Garantien gibt`s eh keine. Du bist der Arzt/ die Ärztin. Alles schön am Anatomieatlas abgleichen, mit dem OA anschauen und sich selber eine schöne Alltagsstrategie zimmern, insbesondere wenn es um Medikamen-tenangaben geht. **BOA IST KEIN LEHRBUCH! NICHTS WAS HIER STEHT KANNST DU IN DER PRAXIS EINFACH SO UMSETZEN!**

Wie immer gilt in Bezug auf die Lehrenden: Wer brüllt ist wohl ein Rindvieh und gehört auf die Weide… ergo: wir wollen fähig machen, nicht fertig machen. Dazu gehört halt Geduld. Punkt. Und wenn am Ende ein/e brauchbare/r Assis-tent/in rauskommt hat man ein OA win-win: kein Regress und mehr Zeit für den eigenen Kaffeegenuss, weil XYZ macht`s selber gut oder ist schneller. Buono.

So stürzen wir uns mal ins Geschalle.

Widmung

Meinen Eltern

Meinen Weggefährten.

Unseren Patienten.

ÜBERSICHTSTAFEL OBERE EXTREMITÄT

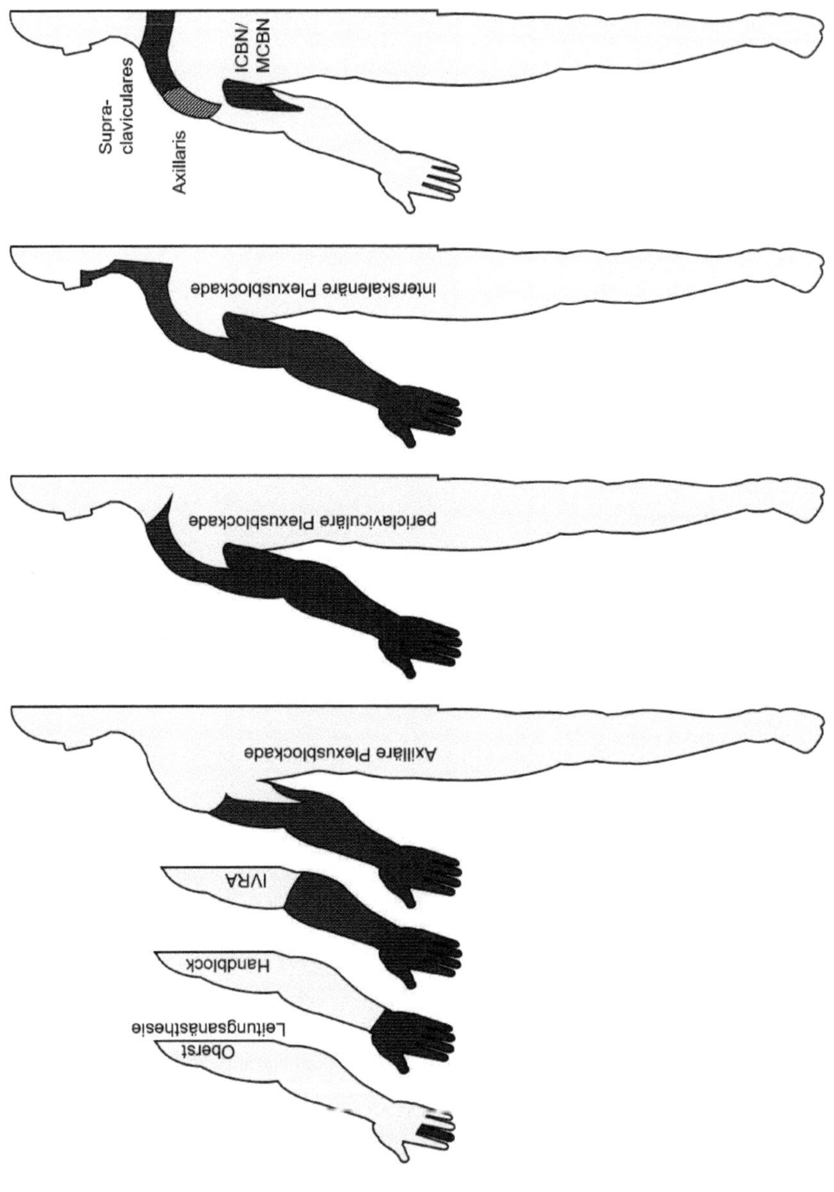

ÜBERSICHTTAFEL UNTERE EXTREMITÄT

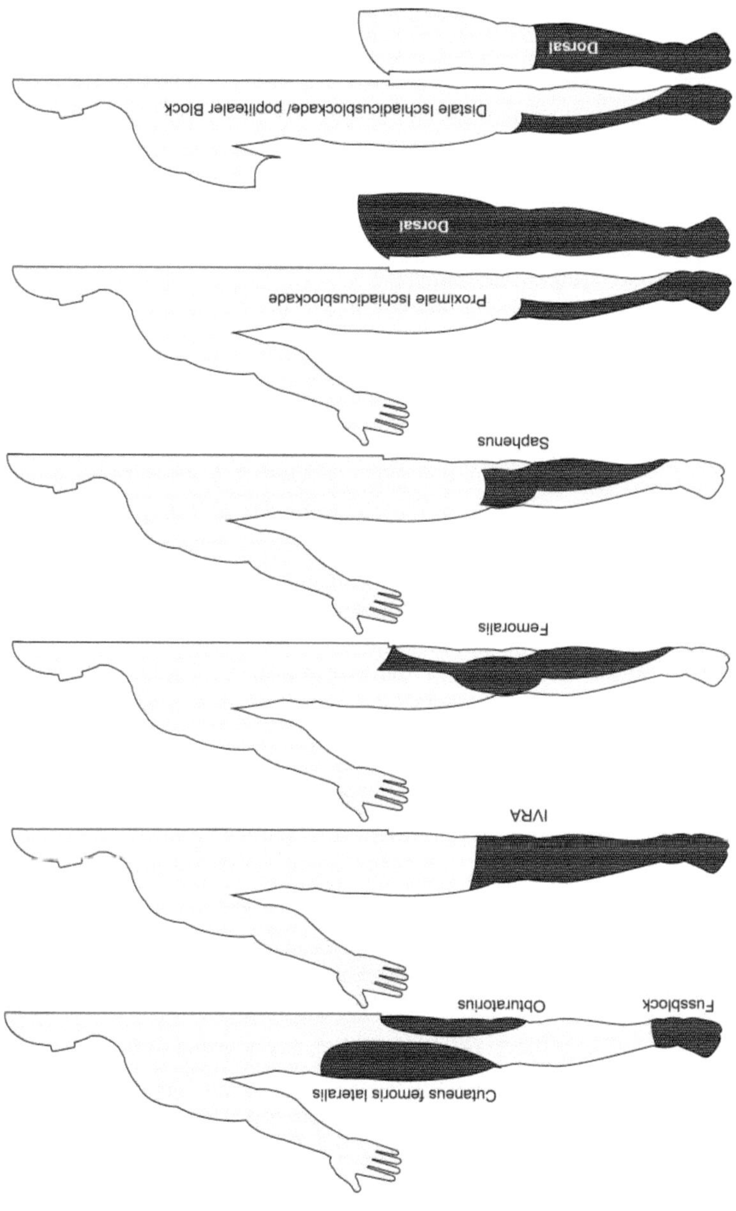

Zu Schall & Gerät

Jedes Haus hat andere Geräte. Phillips oder GE zumeist, aber von Steinzeit bis Hochmoderne fleucht da alles herum. Es lohnt also zu wissen, was man im eigenen OP stehen hat und wie man den jeweiligen Kasten anschaltet und bedient.

Zum Thema Bedienung gäbe es da dann noch das Medizinproduktedingens, und den entsprechend mit der Einweisung beauftragten fußlahmen OA, der nicht schnell genug wegkam, als die Aufgabe verteilt wurde. Die Unterschrift auf Eurem Einweisungszettel braucht ihr zumindest in Deutschland von Staatswegen trotzdem.

Langweile ich Euch jetzt mit Fledermaus und Longitudinal- versus Transversalwelle? Schallgeschwindigkeit und ähnlichem? Öde ich Euch ad nauseam an mit den Inhalten jeder Vorlesung zum Thema? Nope. Ihr wollt eine Nadel durch die Haut zum Zielpunkt führen, nicht die gesamte Schallphysik parat haben – ich benutze GPS und Digitalkamera, muss ich deshalb Relativität und den Aufbau eines Videochips beherrschen? Eben. Ignorance is bliss. So weit so ignorant.

Ihr macht im Wesentlichen 3 Dinge: Schallkopf wählen, richtig rum halten, Tiefe/ Fokus/ Tiefenverstärkung einstellen, kurz: das Bild optimieren. Dann wird hoffentlich mit fähiger Hand punktiert.

Welcher Schallkopf? Üblicherweise baumeln in der Anästhesie ein Sektor- und ein Linearschallkopf und eine gebrauchte TEE-Sonde an den OP-Maschinen. Das keimige Überbleibsel der Volumetrie des Blutungsopus des letzten Nachtdienstes schicken wir erst mal in den Steri, was die Wahl auf Linear vs. Curved-Array/ Sektor reduziert. Fifty-fifty Chance? Das Zauberwort heißt Frequenzbereich und ist glücklicherweise auf den Schallkopf gedruckt - unser Linearschallkopf trägt die Bezeichnung 4-12 oder 6-15. Das heißt, er hat einen Frequenzbereich von 4 bis 15 Megahertz (MHz). Damit eignet er sich gut, um oberflächliches gut aufgelöst darzustellen, in der Tiefe hat er dämpfungsbedingt im Vergleich zum Curved-Array-Schallkopf mit 1-5 MHz kaum Chancen etwas darzustellen (deshalb nehmen wir letztere auch für Blasendarstellungen oder allgemein Abdomenschall). Also fein und oberflächlich linear und höherfrequent (4-15), tief und grob nimmt curved und tiefere Hertzzahlen (1-5). Die Idee dahinter: je höher die Frequenz f, desto kleiner die Wellenlänge λ und desto besser das Auflösungsvermögen (~ λ/2). Damit aber steigt die Dämpfung und damit wiederum sinkt die Eindringtiefe. Ein Linearschallkopf hat also zwei wesentliche Vorteile: die Schallwellen werden parallel gesendet und empfangen, es gibt also keine wesentliche Größenverzeichnung in Abhängigkeit von der Tiefe und im Zielbereich "Oberfläche" ist das Bild hochauflösend.

Nun die Frage, was ist wo auf dem Bild? Klar kann man den Finger auf die Kontaktfläche halten und sich so als Noob outen. Man kann aber auch einfach schauen, wo die Markierung an den kurzen Seiten des Schallkopfes angebracht ist. Dieselbe Markierung findet sich dann auch auf dem Videobild wieder. Übrigens gibt es an der kurzen und langen Seite oft Linien, die die jeweilige Mitte bezeichnen. Im Bild findet man dann entsprechende Pfeile o.ä. Sehr hilfreich, wenn der Oberarzt sagt "jetzt mittig über XYZ einstechen"…

So, nun hätten wir gern ein einigermaßen fokussiertes Bild und das ist weniger trivial als man denkt, denn der Schall verlässt den Schallkopf alles andere als parallel. Die einfachste Darstellung ist ein sanduhrförmiger Schallaustritt. Im „Hals" liegt der schärfte Punkt, ein „Focuspunkt". Man kann mehrere davon wählen – ich wähle meist zwei ober- und unterhalb der Tiefe meiner Zielstruktur. Die Tiefe („Depth" – in Stuttgart sagte der leidende OA Däpf, ich weiß nicht, ob er Franke war…) dürfte selbsterklärend sein – um die Jugularis zu punktieren reichen 3-4 cm, ab 10 cm wird`s eh Rauschbild. Der Gain, also de Verstärkung erlaubt zulasten der Auflösung etwas mehr „Bildhelle".

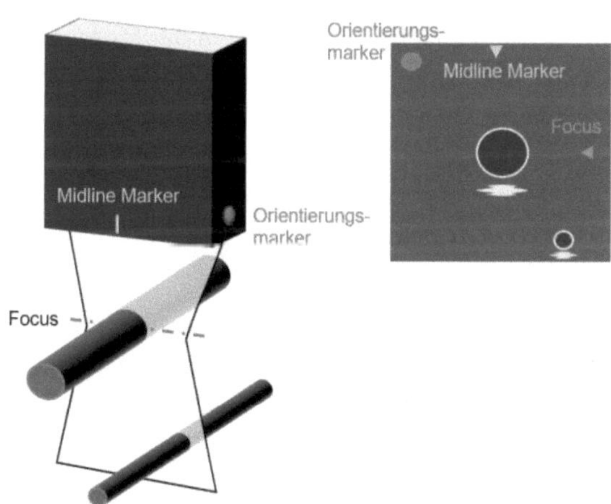

Till confusion does us PARRT – wohin soll ich was?

Nun muss man so einen Schallkopf irgendwie an den Patienten halten und daran bewegen. Ein Geheimnis – die Gummifläche mit den Piezokristallen drin muss an die Haut des Patienten und das Kabel muss hinten rauszeigen…

Spätestens wenn wir hier zögern, tickt unser OA mit Facies rubra und den habituell geschwollenen Halsvenen schon wieder. Und nun will er auch noch Tilt und Slide…

Irgendwie ist es ja in der Medizin oft so, dass Richtungen sehr unterschiedlich bezeichnet werden. Als Assistent in der Chirurgie war "oben" je nach Operateur und OP mal "kopfwärts/ kranial", mal "deckenwärts/ also in der Regel ventral am Patienten" oder auch mal "oben im Bild", was wiederum je nach Kameraeinstellung schlicht alles sein kann. Eine wunderbare Ausgangslage für Konflikte und Herablassungen aller Art.

Wäre die Anästhesie nicht langweilig, wenn es dergleichen nicht auch gäbe? Natürlich gibt es auch hier ein weites Feld missverständlicher Vektorenbezeichnungen: zum Beispiel beim Bewegen einer Ultraschallsonde relativ zu besagtem Patienten. Da kann man Drücken, Drehen, Kippen, Gleiten und Wippen und trefflich herumschreien, wenn das Gegenüber in Ausbildung nicht gleich versteht, was Sache ist. Da fällt mir eine Yogaübung für derlei OA-Gezücht ein… der herablassende Hund… oder zwei aufgehende Mittelfinger in der Morgenröte, gern aus Krieger 1 oder einem schönen lunge… aber mal ohne Flachs, es gibt tatsächlich klare Bezeichnungen für die jeweiligen Manöver, die man einfach aus Gründen der Verständlichkeit parat haben sollte. Das USRA-Akronym dafür ist **PARRT – Pressure – Alignment – Rocking – Rotating – Tilting.**

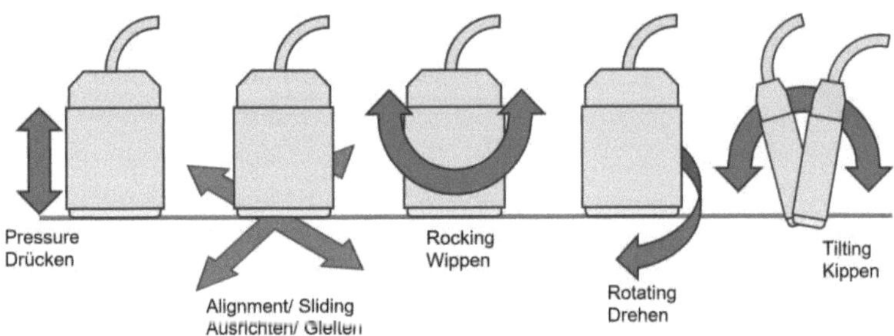

Wenn man drückt erhöht man eben den Druck auf das Gewebe – in aller Regel rechtwinklig zur Aufsatzfläche, oder wie mein alter OA zu sagen pflegte "rinn inne Mudder", gegendert dann eben auch "rinn in Vaddern" – oder auf schlau: **Drücken bezeichnet die Bewegung des Schallkopfes entlang seiner Längsachse ohne Änderung des Anschallwinkels.** Was macht man so? Distanzen reduzieren, Venen zudrücken (aha!) und die Ankopplung, also das Schallbild verbessern.

Alignment oder Ausrichten und Gleiten – da suchen wir mal den richtigen Ort im Gewebesumpf des gravitationsgequälten kutan-subkutanen Involutionsproduktes, bewegen unseren Schallkopf also hin und her wie das Bierglas auf dem Bartresen – **Gleiten bedeutet die Bewegung des Schallkopfes quer zur Längsachse ohne Änderung des Anschallwinkels.** Halbwegs gerade Strukturen lassen sich so verfolgen, z.B. auf der Suche nach der Punktionsstelle für die Arterie am Unterarm.

So, nu treten wir bissel auf der Stelle und Drehen uns dabei um die ja nun schon zweimal bemühte Längsachse ohne in die Tiefe zu drücken oder nach links und rechts abzugleiten – **Drehen bezeichnet die Rotation des Schallkopfes um die fixierte Längsachse ohne Änderung des Anschallwinkels.** Da kann man z.B. eine Arterie, die man gerade noch quer anschnitt auf die Längsdarstellung drehen, um flugs in-plane eine Kanüle unter Sicht darin zu versenken.

Nun wird noch gewippt und gekippt – da geht`s um die lange und kurze Querachse, also im Bild SAX ("short axis") und LAX ("long axis"), soll heißen schau ich auf die lange Seite meines Schallkopfes, mein Blick folgt also der kurzen Querachse und lass abwechselnd das linke und rechte Ende hoch und runter, dann wipp ich und schau ich auf die kurze Seite meines Schallkopfes, lasse den Blick also der langen Querachse folgen, lass das Kabel mal links, mal rechts davon sein, dann kipp ich… Also: **Kippen und Wippen bezeichnen Bewegungen um die kurze ("Wippen") und lange ("Kippen") Querachse.**

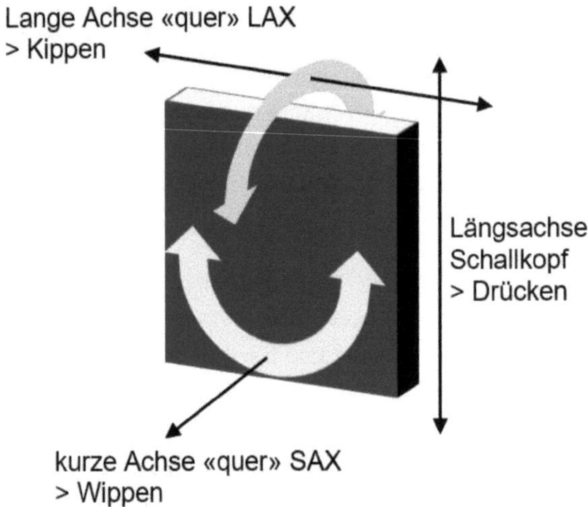

Und was macht der gediegene Wald-und-Wiesenfacharzt nun damit? Es den Kapriziösen überlassen und derlei nicht zuuuu wichtig nehmen. Keep up the good work. Denn: Ein Arzt entsteht auf der Achse zwischen Empathie und Expertise. Herablassung steht quer dazu.

Artefakt?

Manchmal spielt uns die Physik einen Streich. Es ist nützlich, ein paar Artefakte zu kennen.

Unterschiedliche Gewebe leiten Schall unterschiedlich gut. Grenzflächen und Impedanzsprünge, also Grenzflächen gewebeabhängiger Schallgeschwindigkeitsunterschiede reflektieren und streuen den Schall. **Viel Reflektion = weiß. Wenig/keine Reflektion/ Streuung = schwarz.**

Hinter Knochen, die selbst als helle Grenzlinie erscheinen, liegt ultraschallseitiges Niemandsland, der **Schallschatten** - hier sind wir blind und sollten uns „Gestocher" sparen. Lieber den Schallwinkel substanziell ändern.

Zystische Strukturen oder Gefäße sind an sich echoarm. An der Gefäßwand ergibt sich ein Impedanzsprung, Schall wird also teilweise reflektiert. Nun durchläuft unser Schall die Gefäßwand an der schallzu- und schallabgewandten

Seite. Zweimal Reflexionsstellen, ergo wird Schall mehrfach reflektiert. Diese Laufzeitunterschiede – Verzögerungen interpretiert unser Bild als Gewebeplus hinter der Hohlstruktur – Man spricht bei diesem **Artefakt** von der **dorsalen Schallverstärkung** an cystischen Strukturen. Eine andere Lesart ist die, dass Schall in Flüssigkeiten schneller läuft, energiereicher ist und so bei Reflexion in Gewebe hinter einem Hohlraum analog einer Reflexion an einer dichten Struktur schneller und energiereicher wieder beim Schallkopf ankommt. Häufigste Fehlleistung ist die **Verwechslung einer dorsalen Schallverstärkung hinter der Arteria axillaris/ brachialis mit dem N. radialis.** Hier muss man sich den Nerv im Verlauf, ggf. von distal zurück nach proximal („backtracing") visualisieren. Ein Artefakt hat eben keinen konstanten Gewebeverlauf...

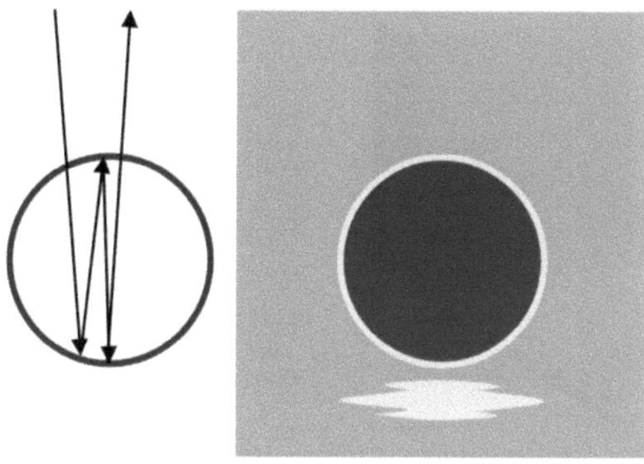

Nadeln übrigens sind auch Hohlkörper. Auch hier kommt es zu Reflexionen an den gedoppelten Grenzflächen. Manchmal sieht man Tiefenechos seiner Nadel. An der angeschrägten Spitze kommt es zu Streuungsartefakten, bei Laufzeitunterschieden u.a. zum Bajonett-Artefakt, der die Spitze tiefer und abgewinkelt darstellt und so zu Fehlpunktionen („nicht tief genug") führen kann. Die Hohlkörperartefakte führen bei 90° Durchstrahlung einer Nadel übrigens zu einem Doppelpunkt auf dem Bildschirm.

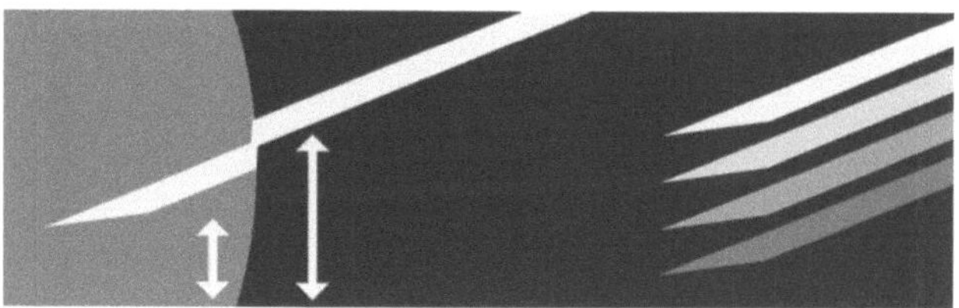

In-plane, out-of-plane & cross

Wir haben unsere Sonde richtig herum an den Patienten gebracht und virtuos auf der Haut herumgeführt, jetzt geht es um das Verhältnis von Sonde und Nadel. Die prinzipiellen Möglichkeiten sind hier „in-plane" und „out-of-Plane".

In-plane heisst nicht „im Flugzeug". Es geht um die Schallebene („Planum") und die Frage, ob wir die Nadel in dieser Ebene (ha, wer hätte das gedacht „in-plane") bewegen und visualisieren oder irgendwie quer dazu („out-of-plane").

In-plane bedeutet das sich unsere Nadel über ihre gesamte Länge in der Schallebene befindet und a) gesamt sichtbar und damit b) sicher steuerbar ist.

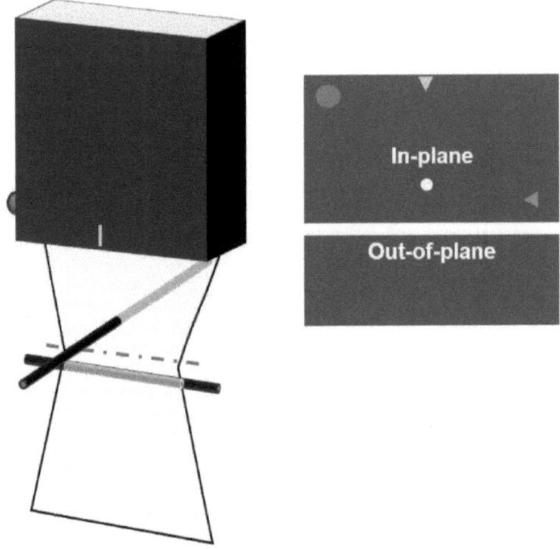

Out-of-plane heisst dann sinnigerweise, dass die Nadel nicht in dieser Ebene liegt, sondern diese nur schneidet. Damit sehe ich zwar den Nadelanschnitt als Punkt, weiß aber nicht, wieviel von meiner Nadel vor oder hinter der Schallebene liegt. Entsprechend einfach jubelt man dann mal in eine nicht visualisierte Arterie, die Pleura oder sonstige unerwartete oder skotomisierte Anatomie.

Dann kann man noch „cross" stechen – ich sag Pseudo-in-plane-Technik dazu.
Wir stechen dabei die Nadel sehr flach mittig unter dem Schallkopf ein. Wenn
wir die Schallebene erreichen, zeigt sich ein Punkt, der nun unsere Nadelspitze
repräsentiert. Ohne Vorschieben richten wir nun unsere Nadel steil auf, so dass
sie fast parallel zur Längsachse des Schallkopfs steht. Nun stechen wir unter
Sicht Richtung Zielstruktur (und NIE auf ein Hauptgefäß zu). Ganz parallel geht
nicht, dann würde die Nadel wieder aus dem Bild verschwinden, weil sie an der
Schallebene vorbeigleitet. Die Tatsache, dass US-Nadeln ein eingeschliffenes
Muster haben, das den Schall streut, hilft, sie besser ("blitzt auf") zu sehen.

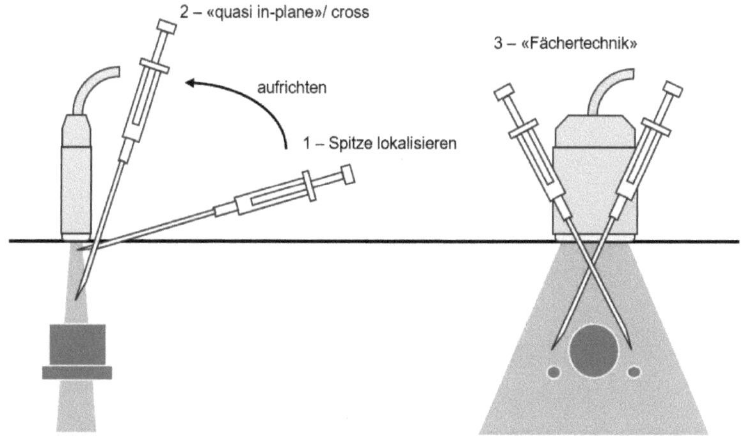

Wenn wir nun die Nadel fast über den ganzen Verlauf sehen, können wir im
Prinzip unsere Wahrnehmung auf die Schallebene reduzieren und damit von einer 3D-Visualiserung zu einer 2D-Visualisierung kommen. Darin reicht ein "Fächern" der Nadel (wie beim Scheibenwischer) entlang der langen Fläche unseres Schallkopfes um von einem Nerv zum nächsten zu kommen. Das reduziert
zumindest theoretisch die Komplexität.

Ein Cave noch. Wir sehen auch hier letztlich nur einen Ausschnitt der Nadel.
Um die Spitze der Nadel sicher zu manövrieren, muss man den Schallkopf leicht
hin- und her kippen. Damit gleitet man an der Nadel auf und ab und visualisiert
exakt das Ende. Es ist übrigens ein guter Rat, am Anfang entweder Nadel oder
Schallkopf zu bewegen, mit der Zeit geht das parallel, gerade am Anfang nicht.

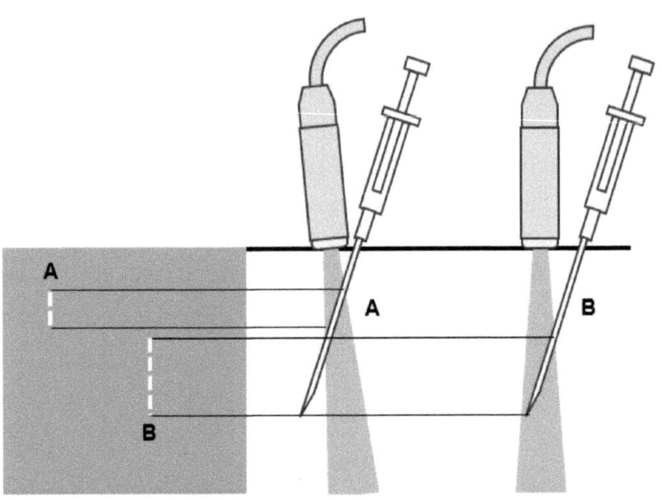

A
A
B
B

Stepping down, tracing back, Hydrolokalisation... alltägliche Begrifflichkeiten in der Regionalanästhesie

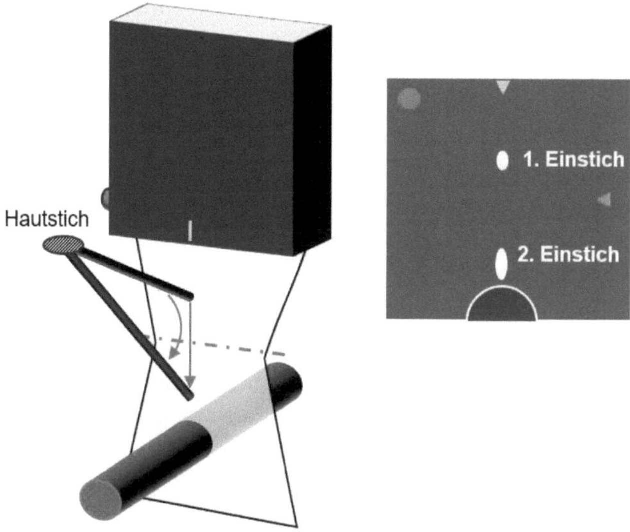

Stepping down ist eine out-of-plane Technik, um sicher eine tiefe Struktur zu erreichen, ohne alles rundum zu massakrieren.

Durch Echoeffekte ("reverberations") der Kanülenwandung stellt sich die **Nadel** beim Eintritt in den Schallkorridor als weißer Punkt oder **Doppelpunkt** dar. Sieht man diesen auf einer bestimmten Höhe, zieht man leicht zurück, und sticht etwas steiler ein, bis der Punkt – nun etwas tiefer – wieder erscheint und **tastet sich so unter Sicht vor** z.B. auf eine Vene oder Arterie zu.

Tracing back - heißt nichts anderes als **nachverfolgen**. Wir stellen uns einen **Nerv** distal **in seinem Verlauf** dar (z.B. den N. ulnaris im Sulcus ulnaris oder den N. radialis hinter dem Humerus) und versuchen, ihn mit dem Schallkopf (ohne Nadel) bis zu seiner Lokalisation auf Höhe unserer Punktionsstelle (z.B. axillär) nachzuverfolgen, um zu wissen, wo wir an dieser Stelle hinstechen sollen.

Hydrolokalisation - Sieht man die Nadel schlecht oder nicht, kann es helfen, kleine Mengen LA oder NaCl 0,9% zu injizieren, um die Aufweitung der lokalen Strukturen als Beleg für die Lage der Nadelspitze zu sehen. Aber Vorsicht!

"Blasenfrei" injizieren: **Luft ruiniert aufgrund der hohen Impedanz** ("Schallge-schwindigkeitssprung" an der Luft-Gewebe-Grenze) **jedes US-Bild zum Schnee-sturm!** Man sieht übrigens oft bereits Bewegungen, wenn man „ballotiert"
oder „pumpt" also sanft wechselnden Druck auf den Spritzenstempel gibt,
ohne Volumen zu injizieren.

Anisotropie (vulgo "Unauffindbarkeit") - laut Wikipedia: (von griechisch ἀν- Al-pha privativum un-; griechisch ἴσος isos gleich; und griechisch τρόπος tropos
Drehung, Richtung) bezeichnet die Richtungsabhängigkeit einer Eigenschaft
oder eines Vorgangs. Anisotropie ist das Gegenteil von Isotropie. Beim Schallen
heißt das, dass bestimmte Nerven aufgrund ihres Aufbaus **Schall richtungsab-hängig streuen** oder zum Teil streuen und sich deshalb je nach Winkel schlecht
gegenüber Fett o.ä. abgrenzen lassen. Um dem abzuhelfen muss man
den **Schallkopf etwas zur Oberfläche "winkeln" – also wechselnd kippen –**
nun kann es sein, dass wenige Grad den Nerv im Gegensatz zum Restgewebe
plötzlich hell aufleuchten lassen, typischster Vertreter dieses Phänomens ist
der Ischiadicus.

PHYSIOLOGISCHES/ PHARMAKOLOGISCHES

Pharmakologie der Lokalanästhetika

Meist beschränkt sich das chemische Wissen auf die Tatsache, dass es Lokalan-ästhetika als Ester und Amide gibt, dass Ester bähbäh sind wegen Allergien
durch Paraaminobenzoesäure als allergenem Metaboliten und darauf, welches
LA im Haus in welchen Mengen üblicherweise gespritzt wird. Man mag es ver-muten: das ist zu wenig.

Lokalanästhetika zeichnen sich durch ein paar relevante physikochemische Ei-genschaften und Besonderheiten aus. Zum einen sind sie **amphiphile** Mole-küle. Heisst, sie haben je nach Umgebungs-pH lipophile oder hydrophile Eigen-schaften – sind also mal mehr und mal weniger fettlöslich und damit
membrangängig.

Warum ist das so? LA bestehen aus grundlegend drei Basiselementen:

- **Zwischenkette** als Ester- oder Amid
- lipophile aromatische Gruppe
- potentiell hydrophile Aminogruppe.

Ester-LA (oben), Amid-LA (unten)

Unsere Aminogruppe (mit so nem freien Elektronenpaar) im an sich ungeladenen Molekül kann ein Proton aufnehmen und wird damit "polar", also geladen. Je saurer die Umgebung, desto mehr Protonen, desto wahrscheinlicher die Aufnahme. Ein Proton extra heisst, eine Ladung mehr im Molekül, womit unser LA eben nun ein hydrophiles, weil polares/ geladenes Ende entwickelt. Umgekehrt heisst das, je weniger sauer, desto wahrscheinlicher ungeladen/ apolar, desto fett-/membranlöslich.

pH sauer = geladen = wenig membrangängig

pH-abhängige Protonierung zur hydrophilen/ nicht lipophilen Form

Die Maßzahl für diese Aufnahme ist der pKs-Wert, der substanzspezifisch ist. Entspricht der pH dem pKs dann liegen hydrophile und lipophile Form in gleichen Konzentrationen vor. Wird`s saurer haben wir mehr hydrophile Form. Wird es alkalischer, dann haben wir mehr von der lipophilen Form. Nebenbei bemerkt ist die Wirkdauer und die Anschlagszeit abhängig von der Lipophilie – je lipophiler desto schneller und länger.

Mancher fragt sich: Und warum ist dieses chemische Geplänkel wichtig? Also LA wirken von intrazellulär an Natriumkanälen, die sie durch ladungsgebundene Interaktion mit einem "Spannungsfühler" im Inneren des Kanals blockieren. Damit bleiben die Depolarisation und Schmerzweiterleitung aus. Um aber den Natriumkanal zu blockieren benötigt es geladene Moleküle. Damit aber diese Moleküle von intrazellulär in den Kanal geraten können, muss unser LA erstmal quer über die Membran diffundieren und dazu muss es wiederum ungeladen und lipophil sein. Also ungeladen diffundiert das LA zum Wirkort, geladen blockiert es den Natriumkanal von intrazellulär. Angeblich beschleunigt motorische Aktivität den Anschlag, sozusagen durch Öffnung der Kanäle und damit leichteres Eindringen von Agens zum Wirkort. Well.

Lokalanästhetika wirken über die reversible Blockade spannungsabhängiger Natriumkanäle peripherer Nerven.

Jedes LA hat einen spezifischen pKs-Wert als Ausdruck der Dissoziation in wässrigem Millieu. Als negativer dekadischer Logarithmus der Konzentrationen von protonierter und nicht protonierter Form ergibt sich aus der Dissoziationskonstante Ks ohne, dass wir hier näher drauf eingehen die Henderson-Hasselbalch-Gleichung:

$$\mathbf{pH = pK_s - log_{10}\ [c(LA\text{-}H^+)/c(LA)]\ oder\ pH = pK_s + log_{10}\ [c(LA)/c(LA\text{-}H^+)]}$$

Entsprechen sich pH und pKs, dann liegen lipophile und hydrophile Form im Verhältnis 1:1 vor. Nun liegen die pKs-Werte unserer üblichen LA im Bereich zwischen 7,7 und 9,1. Das heisst vom LA aus gesehen ist "physiologisch" (also pH 7,35-7,45) schon sauer. Ergo liegt bereits unter physiologischen Bedingungen wesentlich mehr protonierte also nicht membrangängige Form vor. Entzündet sich nun unser Gewebe auch noch, sinkt der pH weiter. Deshalb wirken LA direkt im entzündeten Areal nicht mehr ausreichend. Eine Leitungsanästhesie weiter zentral ist aber – im gesunden Gewebe – dennoch möglich!

> Je saurer das Gewebe im Injektionsareal (Entzündung!) desto weniger wirken LA (v.a. protonierte – nicht membrangängige Form!)

Ester	pKs	Vert.koeff.	Prot.bind	WD
Procain	8.9	1.7	6	kurz
Chlorprocain	8.7	9	–	kurz
Tetracain	8.6	4.1	75.6	mittel

Amide	pKs	Vert.koeff.	Prot.bind	WD
Prilocain	7.9	25	55	mittel
Lidocain	7.9	43	64	mittel
Mepivacain	7.6	21	78	mittel
Bupivacain	8.1	346	95	lang
L-Bupivacain	8.2	346	93.4	lang
Ropivacain	8.2	115	94	lang
Etidocain	7.7	800	94	mittel

"Ion trapping" sollte man auch mal gehört haben. Soll heissen, wenn in zwei benachbarten Kompartimenten eines einen niedrigeren pH hat, dann diffundiert LA dorthin, wird protoniert und kommt als nicht mehr lipophiles Molekül nun nicht mehr zurück über die Membran. Das kann intrazellulär sein, zum Beispiel dauert die Abdiffusion von LA aus dem Reizleitungsgewebe eines reanimierten Herzens wesentlich länger, aber auch ein minderperfundiertes Kind mit Azidose unter Geburt wird so zum LA-Magneten und zur LA-Falle!

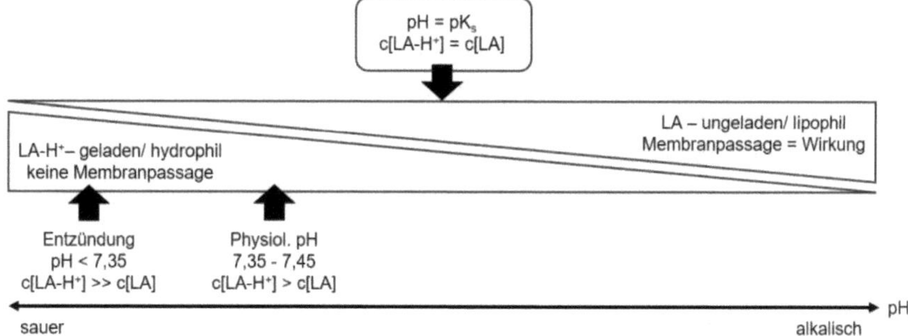

Es gibt bei Wirkeintritt eine **typische Sequenz des Ausfalls der neuronalen Qualitäten**, dabei sind Faserdicke und Myelinisierung relevant. Beide verlängern die **Diffusionsstrecke**, ergo müssten zunächst dünne und wenig bis unmyelinisierte Anteile ausfallen, die dicken Fasern mit starker Umhüllung kämen zuletzt. Schauen wir uns die Nervenfasertypen an: Die Faserdicke nimmt jeweils von Aα bis C ab. Die Myelinisierung nimmt ebenfalls im selben Sinne ab, C-Fasern sind unmyelinisiert. Also müssten die jeweiligen Qualitäten dank abnehmender Diffusionsstrecke/-barriere in umgekehrter Reihenfolge von C nach Aα ausfallen. Und so ist es auch:

- viszerale Analgesie & Sympathikolyse mit Vasodilatation (B/C-Fasern)
- Verlust von Wärmeempfinden ("Wo ist noch kalt?") und somatische Analgesie ("Schnitt") (Aδ)
- Verlust von Propriozeption (Aγ) und taktiler Sensibilität (Aβ)
- Parese (Aα)

Abgebaut werden Ester und Amide unterschiedlich. Bei den Estern entsteht über Pseudocholinesterasen hochallergene **para-Aminobezoesäure** (PABA), was dazu geführt hat, dass Ester-LA wegen allergischer Nebenwirkungen kaum mehr verwendet werden (außer Chloroprocain als kurzwirksames LA für die ambulante Spinale). PABA wird hepatisch zu Aminoalkoholen und Carbonsäuren abgebaut, die renal ausgeschieden werden. Amide werden hepatisch abgebaut (Hydroxylierung, Dealkylierung, Konjugation mit Glucuronsäure) und renal eliminiert.

Die Nebenwirkungen erklären sich aus der Wirkung an den erwähnten spannungsabhängigen Natriumkanälen. Die gibt`s an faktisch allen Nervenfasern, weshalb sowohl das ZNS als auch das Reizleitungssystem unseres Herzens betroffen sind und bei der **Intoxikation** ("LAST – Lokalanästhetikabedingte systemische Toxizität") im Vordergrund stehen. Die Übergänge sind hier fließend bis perakut. Die Lösung heisst LipidRescue… dazu an anderer Stelle mehr, hier reicht zu wissen, wo es bei euch im Notfall zu finden ist. Merken darf man sich aber gern, dass Prilo und Lido ganz gut verträglich sind, Bupi und Ropi eine relative Affinität zum Reizleitungssystem haben und aufgrund ihrer Lipidlöslichkeit auch schnell dort landen, was ihre Toxizität erhöht.

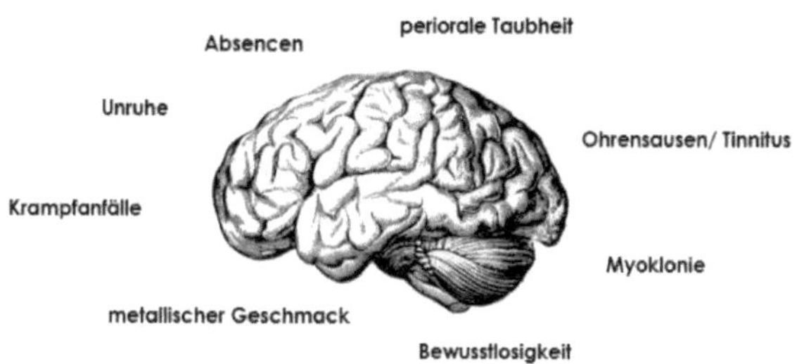

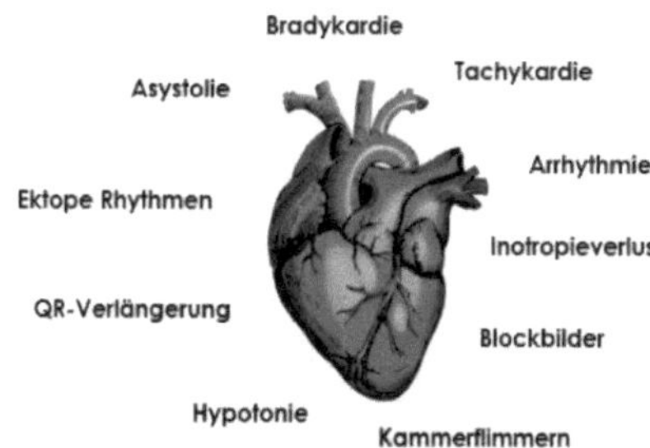

LAST – Lokalanästhetikabedingte systemische Toxizität

Prilocain bringt noch eine spezifische Nebenwirkung mit: es ist ein Methämo-globinbildner über sein Stoffwechselprodukt ortho-Toluidin, das aus dem Häm-Zentralatom Eisen-II schnell wenig sauerstoffaffines Eisen-III macht. Kinder aufgrund eines Mangels an MetHb-Reduktase, Lungenerkrankte, G6P-Dehydrogenasemagelnde und KHKler sollten bei höheren Dosis Prilocain (jenseits der 600 mg wird`s auch beim Erwachsenen potentiell tödlich!) fragende Falten auf die Stirn zaubern.

Dosierungen sind ein Thema. Man sollte wissen und berechnen können, was man da so an Dosis bewegt. Ein Rechenbeispiel gefällig?

Wie viel mg sind 2 ml einer 0,5%igen Ropivacain-Lösung?

Der Vereinbarung nach enthält eine 1%ige Lösung 10 mg/ml Wirksubstanz. Also enthalten 2 ml einer 0,5%igen Lösung 2x 5 mg, also 10 mg Ropivacain.

Jetzt weißt du, was du spritzt, aber passt die Menge auch zu Lieschen Müller? Deshalb sind **Maximaldosen** eine wichtige Orientierung. Denn die 40 kg Oma und der 150 kg Preisboxer kommen bei unterschiedlichen ml-Angaben zur Grenze des nicht Toxischen! Nehmen wir mal an, üblich wären 40 ml Ropivacain 0,5% für einen axillären Plexus. das wären 40 ml x 5 mg/ml, also 200 mg. Nehmen wir einmal 3-4 mg/kg Ropivacain als Höchstdosis an, dann landen wir in der ja nicht so dramatisch niedrigen Gewichtsklasse von 50-66 kg. Bei den kachektischen einfach dran denken! Man kommt an die Höchstgrenze,

	D_{max}	D_{max} mit Adrenalinzusatz
Procain	12 mg/kg	
Chloroprocain	12 mg/kg	
Tetracain	3 mg/kg	
Mepivacain	4,5 mg/kg	7 mg/kg
Prilocain	8 mg/kg	
Lidocain	4,5 mg/kg	7 mg/kg
Bupivacain	3 mg/kg	
Ropivacain	3 mg/kg	

modifiziert aus Morgan/ Mikhail Clinical Anesthesiology

Im deutschen Schriftraum hat man Schwierigkeiten die Maximaldosierungen auf das Körpergewicht bezogen zu finden, was angesichts der doch beträchtlichen Schwankungen doch seltsam scheint. Oben deshalb die Tabelle aus dem amerikanischen Standardwerk... Was da allerdings wieder fehlt, ist die Berechnung von kontinuierlichen Dosen für Bupi und Ropi, da liegen wir bei 30 bis 40 mg/h.

LA	D_{max} Einzelinjektion
kurzwirksam	
Lidocain	200-400 mg
mittellang wirksam	
Mepivacain	300-400 mg
Prilocain	400 mg

langwirksam

Bupivacain	150 mg (400 mg/24 h)
Levobupivacain	150 mg (400 mg/24 h)
Ropivacain	225 mg (800 mg/24 h)

modifiziert aus der S1-Leitlinie Prävention und Therapie der systemischen Lokalanästhetikaintoxikation (LAST) 10/19

Verschiedene Zusätze verlängern (Opioide, 0,5-1 mcg/kg Clonidin…) oder augmentieren die Wirkung oder – wie beim Adrenalin – verringern durch die begleitende Vasokonstriktion die zu schnelle Aufnahme in die Blutbahn, was die höheren Maximaldosen bei Adrenalinzusatz erklärt. Man sollte sich jedoch nicht in Sicherheit wägen, denn die Resorption ist von Gewebetyp, Perfusionsgrad, Temperatur, etc. sehr individuell abhängig.

Grundsätzlich gilt: Lokalanästhetika funktionieren, wenn man "die richtige Substanz in der richtigen Dosierung am richtigen Ort" platziert… und frei nach Winnie: **"Bei Problemen mit einem Regionalverfahren, suchen Sie das Problem zuallererst am stumpfen Ende der Nadel."**

Eine blöde Merkhilfe gibt's zum Schluss doch auch noch: "Amide haben zwei "i" im Namen – Lidocain, Bupivacain… Ester nur eines Procain, Tetracain"

Und noch eines zum Schluss. Etwas NaBic 8,4% (alkalisierend! Damit mehr deprotonierte apolare Form!) zum Lidocain und die intrakutane tut aufgrund der schnelleren Membranpassage nicht mehr weh! Übrigens nicht für Bupi und Ropi probieren, die flocken mitunter aus!

Wedensky & die minimale Hemmungkonzentration Cm

Wenn man sich gelegentlich mal mit dem eigenen Können oder Versagen bei der Regionalanästhesie beschäftigen will (es soll ja an so mancher Uniklinik im Süden Kollegen geben, die die eigene Unfehlbarkeit wie ein zutiefst belustigendes, weil so offensichtlich angreifbares Schild vor sich hertragen und Nabelschau nicht nötig haben…), dann gibt es neben der Technik (also Ultraschallvisualisierung und Nadelführung) durchaus auch noch ein paar seltener bedachte Ansatzpunkte. Wir sprechen heute über den sogenannten Wedensky-Block und

die minimale Hemmkonzentration Cm. Die Idee, dass du eine unfähige Flach-
zange bist, die mit scharfer Stahlnadel planlos und ataktisch im Dunkeln rum-
stochert, wollen wir einmal geflissentlich ignorieren.

Der **Wedenskyblock** ist so eine typische IMPP-Entität. A, B, C oder D. Die klinische Relevanz, so dachte ich, sei eher dürftig. Allerdings ist es ja nicht so abwegig, dass man auch ein Lokalanästhetikum einmal unterdosiert. Gerade bei
sparsamen Infiltrationen in die muskelstarken und gut durchbluteten Arme jun-
ger Preisboxer ist das durchaus möglich. Für das IMPP ist ein Wedenskyblock
eine passagere neuronale Blockade mittels Lokalanästhetika im Bereich
kurz **unterhalb der minimalen Hemmkonzentration Cm**, bei der Einzelreize
oder Einzel-AP nicht mehr, anhaltende Reize oder AP-Salven sehr wohl weiter-
geleitet werden (man vergleiche die Theorie zur Relaxierung/ PTC, das Prinzip
ist diesem nicht unähnlich im Sinne von Potenzierung, AP-Verschmelzung…). In
praxi heisst das, ein einzelner Piecks beim Testen wird nicht gespürt, beim
Hautschnitt springt der Patient dann aber schreiend vom Tisch. Was tut man
dann? Erstens lohnt es sich, gelegentlich einmal darüber nachzudenken, ob die
45 kg Lise Müller und der 120 kg Boris Kusnezov beide mit 40 ml Ropivacain
0,5% gleich gut bedient sind (mal gelegentlich auch die Maximaldosen anden-
ken und sich für verschiedene Gewichtsklassen durchrechnen!). Und hier ist die
Antwort gerade im 2-Zentnermuskelmassesegment eher nein. Soll heissen, ggf.
kann es sinnvoll sein, an dieser Stelle primär mehr (ausrechnen!) oder noch-
mals zusätzlich etwas zu spritzen, wenn es das Setting im OP und die Maximal-
dosis erlaubt. Meist wird der Operateur distal nacharbeiten oder es gibt wieder
einmal eine Plexose… Plexus plus Narkose…

Achtung, der Wedenskyblock ist eine relative Unterdosierung bezogen auf einen spezifischen Nerven und die Qualität "Schmerz", also formal Aδ & C-Fasern. Eine Differetialblockade im Sinne z.B. der "walking epidural" (kein
Schmerz (Aδ) aber Motorik (Aα) dank Ropi 0,2%) oder der Sequenz typischer
Ausfälle bei steigender Dosis LA, wo also erst Temperatursinn und somatischer
Schmerz und am Schluss die Motorik ausfallen hat damit wenig bis nichts zu
tun!

Nikolai Evgenievich Vvedensky (28 April 1852 – 16 September 1922) ist ein auf
Bildern oft finster dreinblickender russischer Neurophysiologe des ausgehen-
den 19. Jahrhunderts, dem zu Ehren wir den Block eben Wedensky-Block nen-
nen. Er war ein findiges Kerlchen nach dem noch einige andere Phänomene

benannt sind. So ist der Wedensky-Effekt eine anhaltende Erregbarkeit neuro-
muskulärer Gewebe (vornehmlich am Herzen) nach maximaler Stimulation
(also Schock). Wieder geht`s um Potenzierung.

Jeder kriegt sein Fett weg… NF-Therapie der LA-Intoxikation

Der Block sitzt so leidlich, plötzlich gibt der Patient Unwohlsein an, einen komi-
schen Geschmack auf der Zunge und fängt unvermittelt an zu krampfen, ge-
folgt von einer Bradykardie mit einzelnen VES-Salven…

Nicht nur durch Fehlinjektion in Gefäße auch durch Injektion geeigneter Mengen an Lokalanästhetika kann es in resorptionsfreudigen Arealen schnell zu toxischen LA-Konzentrationen kommen.

Klinik der LA-Intoxikation:

- I *Prodromalstadium* - periorale Taubheit, Geschmacksirritationen
- II *präkonvulsives Stadium* - Tremor, Tinnitus, Nystagmus, Somnolenz
- III *konvulsives Stadium*- gen. tonisch-klonische Anfälle
- IV *ZNS-Depression* - Koma, Apnoe, Kreislaufkollaps

Parallel dazu kann sich kardial eine zunehmende Dysrhythmie bis Asystolie entwickeln. Je nach Substanz ist das Dosisverhältnis bei dem eine Neurologie auf-
tritt zur Dosis bei kardialen Ereignissen definiert als:

CC/CNS-Ratio:
Verhältnis der Plasmaspiegel bei Auftreten früher zentraler Symptome (CNS) zu
denen bei potentiell letalen kardialen Komplikationen (CC), d.h. je niedriger der
CCI, desto früher treten kardiale NW nach Prodromalsymptomen auf. [Lidocain
7,1 vs. Ropivacain 2,2/Bupivacain 2,0]

Was tun wir bei einer LA-Intoxikation?

- **Zufuhr stoppen**
  Lokalanästhetikazufuhr stoppen, Katheter entfernen
- **FiO2 100%**
  ggf. Atemweg sichern/ Intubation,
  Hypoxie/ Hypoventilation/ Azidose vermeiden (ion trapping – nur un-
  geladene Teichen diffundieren aus der Zelle!)

- **CPR**
  bei Asystolie lange (!) Reanimationszeiten > 60 min, 'fast in slow out',
  v.a. bei Ropivacain/ Bupivacain (Affinität zum Reizleitungssystem & ion
  trapping!) ggf. extrakorporeale Zirkulation erwägen
- **Lipidemulsion 20% (LipidRescue®)**
  initial Bolus 1,5 ml/kg/min
  kont. 0,1-0,5 ml/kg/min über 30 min
  Lipide binden ungeladene LA und entziehen sie dem Wirkzugang.
- **ggf. Antikonvulsiva**
  Diazepam (Valium®) 5-10 mg i.v./i.m./rect., alle 10 min, max. 30 mg
  Midazolam (Dormicum®) 2-10 mg i.v., dann 0,03-0,2 mg/kg/h
  ggf. Thiopental (Trapanal®) init. 5 mg/kg, dann ca. 500mg/h unter EEG-
  Kontrolle ('burst suppression`)
- ggf. HF-Senkung (Bindung an aktive, repetitiv erregte Na+-Kanäle!),
  z.B. Metoprolol 1 mg rep. i.v.)
- Hilfe holen – Ruhe bewahren!

Anästh Intensivmed 2009:50:698-702 – Empfehlung zur Lipidbehandlung bei
der Intoxikation mit Lokalanästhetika

pH und pKs - Reprise

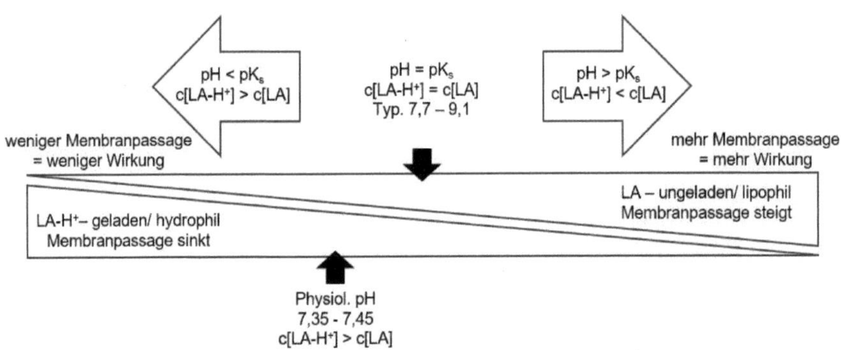

**Einfach merken: Wer sauer ist verliert die Arbeitsmotivation. Lokalanästhe-
tika sind da ganz menschlich. Sauer = protoniert – nicht mehr lipophil – keine
Membranpassage = keine Wirkung.**

Irgendwie verknotet man sich ja manchmal ein bisschen das Hirn mit den Einflüssen des pH auf die Wirkung der LA…. hier also nochmal ein paar grundsätzliche Überlegungen, einfach weil es oft Prüfungsthema ist:

Lokalanästhetika sind entweder **Ester** oder **Amide**. Erstere kommen aufgrund ihrer allergenen Wirkung (durch die Metabolisierung zu para-Amino-Benzoesäure) kaum mehr zum Einsatz.

Der chemische Aufbau besteht im Wesentlichen aus drei Elementen einer **lipophilen aromatischen Gruppe**, einer **Zwischenkette**, die eben entweder einer Esterbindung oder Amidbindung entspricht und einem **tertiären Amin**. Diesem Amin kann sich ein Proton anlagern, so dass dieses Ende unter sauren Bedingungen ein hydrophiles/ elektrisch geladenes Ende bildet.

Nicht ionisiert, also **ungeladen kann das LA durch Lipidmembranen diffundieren**. Seine blockierende Wirkung entfaltet es **von intrazellulär** durch intraluminale Einlagerung des geladenen LAH+ **in spannungsabhängige Natriumkanäle** der Axonmembran, so dass eine **Depolarisation verhindert** wird. Um dorthin zu gelangen, muss der Kanal offen sein. **LA verhindern also passager die Depolarisation durch Blockade des *schnellen Natriumeinstroms*** in der Aufstrichphase des Aktionspotentials. Das (fragliche) Phänomen der aktivitätsvermittelten Beschleunigung des Anschlags liegt an dieser durch Aktivität vereinfachten Einlagerung des LAH+ in geöffnete Kanäle.

Wirksequenz: Membranpassage – Natriumkanalblockade

Nervenfaserntyp, die lokale Perfusion und die Milieubedingungen sowie die Dosis und Konzentration und mitunter die Applikationsart beeinflussen Wirkdauer, Eintrittszeit und Differenzierung nach sensorischen Qualitäten.

Unter den Milieubedingungen hat der pH entscheidenden Einfluss:

Der pKs-Wert bestimmt den pH, an dem lipophile ("LA") und protonierte Form ("LAH+") des Lokalanästhetikums im Verhältnis 1:1 vorliegen. Für die gängigen Lokalanästhetika liegt dieser Wert bei 7,7 bis 9,1. Das heisst, dass bereits bei physiologischem pH, also etwa 7,4 mehr ionisierte Moleküle vorliegen als lipophile. **Je näher der pKs am pH liegt, desto besser diffundiert das LA in die**

Plasmamemran. Idealerweise hätte ein Lokalanästhetikum seinen pK-Wert also unterhalb des physiologischen pH, was es leider nicht gibt.

Und in der Praxis? Ist Gewebe entzündet, sinkt sein pH. Sinkt der pH, verlieren Lokalanästhetika zunehmend ihre Penetrationsfähigkeit aufgrund der zunehmenden Protonierung: **Entzündetes Gewebe lässt sich zumindest lokal kaum anästhesieren** (proximal davon gelegene Leitungsblöcke gehen übrigens tadellos). Die oft vorhandene Hyperperfusion reduziert dann auch noch die Wirkdauer vor Ort.

Gibts keine proximalen Zugangswege mehr aufgrund der räumlichen Verhältnisse hilft nur Zähne zusammenbeißen. Beim Zahnarzt wird`s doppelt schwierig mit der eitrigen Wurzel: Muss raus, tut aber weh und Zähne zusammenbeißen ist auch irgendwie kontraproduktiv. Hilfreich können sein: **Alkalisierung der Lösung (Natriumbicarbonat), Erwärmen (mehr Dissoziation & mehr Diffusion), Zeit lassen.**

Tachyphylaxie: Lokalanästhetika-Lösungen sind sauer, damit verändert sich bei wiederholtem Nachspritzen der **Gewebe-pH** entsprechend. Damit liegt dann wieder mehr protoniertes LAH+ vor, die Penetration wird zunehmend erschwert, es kommt zum Wirkverlust.

Verändert sich der intrazelluläre pH, so nehmen auch hier die protonierten Anteile zu, die Membranpassage wird erschwert, es kommt zum **"ion trapping"** – also zur intrazellulären Akkumulation von Lokalanästhetikum.

Das mit dem "ion trapping" funktioniert auch bei Baby und Mutter. Kommt es durch Hypotonie oder Vasokonstriktion zur plazentaren Minderperfusion gehen die Herztöne des Zwerges runter und gleichzeitig sein pH, damit kann es zu einer Akkumulation von Lokalanästhetikum im Fet kommen. Toxische Herzrhythmusstörungen u.ä. Reaktionen wären möglich.

Das ion trapping erschwert auch die Reanimation, denn auch die Hypoxie und folgende Azidose unter REA erschwert die Abdiffusion der toxischen Spiegel aus dem Reizleitungsgewebe.

Lokalanästhetika bestehen aus aromatischer Gruppe, Amid/ Esterbindung und protonierbarem tertiärem Amid.

Je saurer desto mehr LAH+, desto schlechter die Membranpassage

Wirkort sind schnelle Natriumkanäle, die von intrazellulär erreicht werden.

Stehen sich zwei Kompartimente gegenüber, so sammeln sich Lokalanästhetika im sauren Millieu ("ion trapping")

Ein positives Detail für die klinische Praxis, mischt man etwas NaBic 8,4% zum Lidocain, ist das initiale Brennen der intrakutanen Injektion meist nicht mehr existent, weil der Anschlag dank Alkalisierung so rasant ist. Für Bupi und Ropi aber ein No-Go! Die fällen eventuell aus. Und wer will schon Präzipitate perineural oder epidural... Ich nehme 1 ml NaBic 8,4% auf 4-9 ml Lidocain 1% (nur intrakutan!).

Ester	pKs	Vert.koeff.	Prot.bind	WD
Procain	8.9	1.7	6	kurz
Chlorprocain	8.7	9	–	kurz
Tetracain	8.6	4.1	75.6	mittel

Amide	pKs	Vert.koeff.	Prot.bind	WD
Prilocain	7.9	25	55	mittel
Lidocain	7.9	43	64	mittel
Mepivacain	7.6	21	78	mittel
Bupivacain	8.1	346	95	lang
L-Bupivacain	8.2	346	93.4	lang
Ropivacain	8.2	115	94	lang
Etidocain	7.7	800	94	mittel

"2 i im Wort (Lidocain): Amid"

Aktionspotentiale in Nerv, Reizleitung und Myokard

Der Artikel geht ein bisschen weit. Da er die AP in mehr als nur peripheren Nerven behandelt. Nun, etwas Bildung schadet nie...

"Aktionspotential", das klingt so nach der Fähigkeit ggf. Leistung zu bringen, nach Sport und Freizeit... hm, leider ist es aber Basisphysiologie... bekanntermaßen erfreut die sich ja nun nicht so großer Beliebtheit... dabei ist sie doch so richtig was fürs Herz...

Also zumindest ist es nicht ganz falsch, an der Stelle etwas genauer hinzuschauen. Vor allem drei Arten von APs schauen wir uns hier genauer an – das **prototypische AP des peripheren Nervs**, das **AP kardialer Reizleitungsstrukturen** und das **AP im Arbeitsmyokard.**

Und sorry falls es chaotisch zu lesen ist, ich schreib das grad um 2 Uhr nachts im Dienst

Um einen kommen wir in der Elektrophysiologie kaum rum... und zwar um **Walther Nernst** (1864-1941), seines Zeichens nach Nobelpreisträger für Chemie im Jahr 1920 für seine Arbeiten zur Thermochemie und dem 3. Hauptsatz der Thermodynamik. Wir als Mediziner verdanken Herrn Nernst vor allem die nach ihm benannte **Nernst`sche Gleichung** und damit zusammenhängend ein paar graue Haare in den ersten zwei Semestern Physiologie.

Vereinfacht gesprochen lässt diese hübsche Formel zu, dass wir das **Ruhemembranpotential** über eine für ein bestimmtes Ion x selektiv permeable Membran in Abhängigkeit von seiner Konzentration in den von der Membran getrennten Medien berechnen können.

$$\textit{Nernstgleichung } E_x = 61 \text{ mV}/z_x \cdot \lg(c[x]_{\text{außen}} \div c[x]_{\text{innen}})$$

E_x ist dabei das zu errechnende **Gleichgewichtspotential**, Z_x die «Ladungswertigkeit» (also bei Kalium +1, bei Magnesium +2 usw.) und **C[x]** die jeweilige **Konzentration** von Ion x in den Medien. Wem das übrigens zu wenig komplex ist, der darf sich gern mit der zugrunde liegenden Goldman-Gleichung rumplagen, da kann man dann mit mehr Konstanten und Ionen rumrechnen.

Wer jetzt noch wach ist, könnte jetzt einfach mal so die Konzentrationen für verschiedene Ionen schnappen und daraus die Ruhemembranpotentiale berechnen ...kann man aber auch lassen und sich einfach das folgende Bild anschauen.

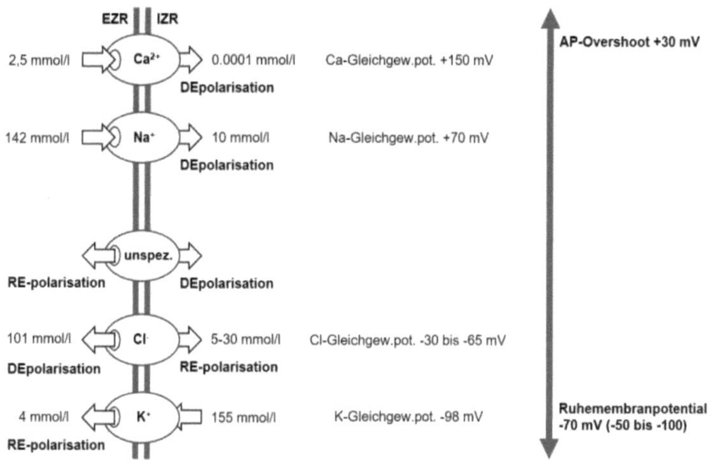

Zunächst sollte man sich bewusst machen, dass die **Ruhemembranpotential**e unserer Nervenzellen auffällig nah um das **Kaliumruhemembranpotential** herumspringen. Chlorid liegt auch nicht so weit weg. Kalium- und Chloridleitfähigkeiten stabilisieren also wohl das Ruhemembranpotential.

Eine Depolarisation führt zwangsläufig Richtung Null und darüber hinaus ins Positive. Wenig erstaunlich, dass wohl Natrium- und Calciumflüsse mit Ruhemembranpotentialen in diesem Bereich zur Depolarisation beitragen.

Kalium & Chlorid = Membranstabilisierung & REpolarisierung

Natrium & Calcium = DEpolarisation (& Depolarisationserhalt)

Aha… und nun? Was brauchen wir für ein AP, bzw. für eine weitergeleitete Erregung?

Zunächst brauchen wir eine **Membran** und **Ionengradienten** über diese Membran. Die energieabhängige **Natrium-Kalium-ATPase** schafft uns den altbekannten Basisgradienten von Natrium extrazellulär hoch und Kalium intrazellulär hoch, der als treibende Kraft für viele Prozesse herhalten muss. Wäre unsere Membran unselektiv durchlässig für die Ionen käme es schnell zum Ausgleich der Gradienten und zum Erliegen elektrischer Aktivität (und nebenbei zum Hydrops der Zelle, da der steigende Natriumgehalt im sonst eher wenig natriumgeschwängerten Zellinneren Wasser nach sich zieht und die Zelle unschön ödematös verformt… das wäre dann übrigens auch der Grund, warum Zellen mit Erliegen der Zellatmung hydropisch degenerieren und schließlich platzen, kein ATP, kein Gradient, ergo Natriumausgleich, Wassernachlauf, "Bumm").

Zurück zu den Dingen, die es für ein AP braucht: Membran, Gradient und selektive und getriggerte Ionenkanäle. Und plötzlich kann aus unseren Gradienten ein fortgeführtes AP werden.

AP am peripheren Nerv ("Natrium-Kalium")

Das AP des peripheren Nervs ist spitz, hat **4 Phasen** und es dauert wenige Millisekunden.

Das **Ruhemembranpotential** liegt bei etwa **– 70 mV**. Unsere Na/K-ATPase bolzt fleißig unter ATP-Verbrauch Natrium aus der Zelle und Kalium hinein und die Hauptleitfähigkeit im Bereich des Kaliumgleichgewichtspotentials wird durch unspezifische Ionenkanäle v.a. von unspezifischen Kaliumströmen (und ein wenig von Natrium und Chlorid) bestimmt.

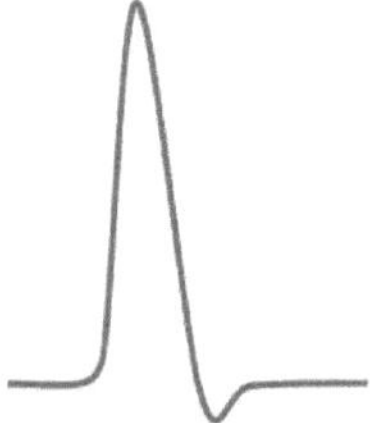

- In **Phase 1** kommt es nun zu einem **Anstieg des Potentials**. Auslöser können zugeleitete APs sein oder postsynaptische Ionenströme. Phase eins endet mit Erreichen des Schwellenpotentials. Bis zum Erreichen des Schwellenpotentials ist die Depolarisation hier **noch reversibel**.
- In **Phase 2** öffnen sich durch **Erreichen des Schwellenpotentials** (irgendwo um -55mV). schlagartig **spannungsabhängige schnelle Natriumkanäle** (und verzögert langsame Kaliumkanäle für Phase 3 werden zunehmend aktiviert). Natrium strömt in die Zelle. Das Potential schießt steil Richtung Nullpunkt (schnelle **Depolarisation**) und darüber hinaus Richtung Natriumgleichgewichtspotential, ohne es jedoch (aufgrund der zunehmenden Kaliumströme) zu erreichen (Endpunkt etwa um +30 mV).
- **Phase 3** beginnt mit der **Inaktivierung der schnellen Natriumkanäle** und der nun stark zunehmenden **Öffnung besagter spannungsabhängiger langsamer Kaliumkanäle** – Ein steiler Abfall des Potentials durch den nun maximalen Kaliumausstrom ist die Folge.

- **Phase 4** bezeichnet das Überschießen der Repolarisation (**Hyperpolari-sation**) – Auch die langsamen Kaliumkanäle werden nun inaktiviert. Aufgrund des langsamen Gradientenaufbaus durch die Na-K-ATPase bleibt die Hyperpolarisation einige Zeit bestehen. Diese Zeit ist die relative Refraktärzeit – es braucht also stärkere Reize/ Potentialänderungen zum Erreichen des Schwellenpotentials, Erregung ist aber möglich. Die Hyperpolarisation bedingt aber auch die Reaktivierung der zuvor inaktivierten Natriumkanäle – **erst mit Hyperpolarisation ist also überhaupt wieder eine Depolarisation möglich** – zuvor herrscht also absolute Refraktärzeit.

AP im kardialen Reizsystem ("funny" Kationen, Calcium, Kalium)

Das andere AP mit etwa 200 ms... das ganz andere... zunächst einmal gibt's eigentlich keine Ruhephasen... die wären ja mitunter auch tödlich... sind es im Zweifel tatsächlich. Aber Phasen gibt es auch, diesmal 3. Das sich ergebende Bild sind "Haifischzahnwellen".

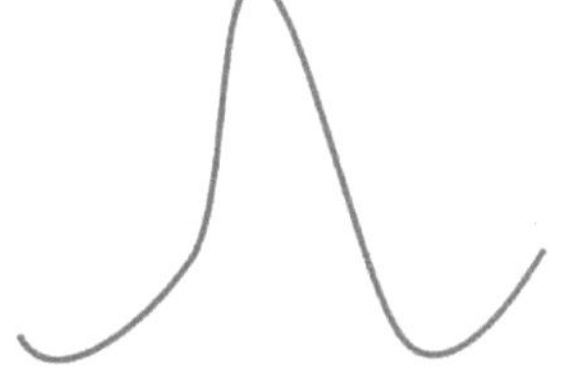

- **Phase 1**: Gewöhnlich kommt es am AV-Knoten zunächst mal zu **spontaner Erregung**. Nein, keine solche. Die zugehörigen **unspezifischen Kationenkanäle** heissen aber trotzdem **"funny channels"** und werden **durch die vorhergehende Hyperpolarisation aktiviert**. Es kommt zu einer **langsamen Depolarisation** bis auf etwa -40 mV durch langsame unspezifische Kationenflüsse.
- **Phase 2**: Mit Erreichen des **Schwellenpotential**s bei -40 mV kommt es nun zur **schnellen Depolarisation** durch die **Öffnung spannungsabhängiger Calciumkanäle vom L-Typ** (keine Natriumkanäle!). Auch hier erreichen wir Werte um 20-30 mV.
- **Phase 3**: Die **Repolarisation** erfolgt durch **Schluss der L-Typ-Calciumkanäle und Öffnung verzögert aktivierter Kaliumkanäle**. Es kommt zum Kaliumaustrom. Mit Erreichen der **Hyperpolarisation** bei etwa -60mV schließen sich diese delayed rectifier Kaliumkanäle und das Spiel beginnt von vorn.

Die Aufstrichphase und damit die Frequenz möglicher APs nimmt von AV-Knoten über Sinus, Tawara bis Purkinje ab und bedingt damit die **Frequenzhierarche** der Zentren.

AP im Arbeitsmyokard (Natrium-Calciumplateau-Kalium)

Wäre ja auch schön, wenn es einfach wäre… isses aber nicht, also noch ein anderes AP im Arbeitsmyokard:

Die gute Nachricht, man depolarisiert im Arbeitsmyokard fremd… in der Regel gibt es keine Eigenaktivität. Soweit so proletarisch.

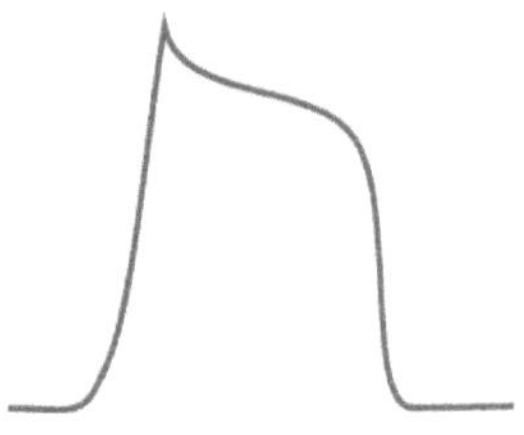

Auch hier gibt es mal wieder 4 Phasen und diesmal sind wir so im Bereich bis 500 ms

Zunächst stabilisiert sich das Ruhemembranpotenzial des Arbeitsmyokards über spezielle Kaliumkanäle bei tiefen -90 mV (etwa Kaliumgleichgewichtspotential).

- **Phase 1**: Über einlaufende APs aus dem Reizleitungssystem kommt es zur langsamen Depolarisation.
- **Phase 2**: Mit Erreichen des **Schwellenpotentials** bei etwa -60 mV **öffnen analog zum peripheren Nerv schnelle spannungsaktivierte Natriumkanäle**, gleichzeitig schließen die speziellen Kaliumkanäle zur Stabilisierung des Arbeitsmyokards ("inward rectifier"). Es kommt zur schnellen **Depolarisation** mit **Overshoot** bis +20/30 mV.
- **Phase 3**: Die **schnellen Natriumkanäle schließen** sich, Kaliumkanäle öffnen zur Repo, **L-Typ Calciumkanäle öffnen spannungsabhängig.** Es kommt zu einem **langsamen Calciumeinstrom,** der der Repolarisation verzögert und so eine **Plateauphase** erzeugt. Diese lange Zeit der Plateauphase **erlaubt die Kaskade zur elektromechanischen Kopplung** durch Freisetzung von Calcium aus dem sarkoplasmatischen Retikulum via Ryanodinrezeptoren! Es kommt zur Kontraktion.
- **Phase 4**: Die **Repolarisation** wird durch den **Schluss der L-Typ-Calciumkanäle und die Öffnung langsamer spannungsabhängiger Kaliumkanäle** (analog zum peripheren Nerv!) bedingt. Mit Hyperpolarisation erfolgt wieder die Öffnung der inward rectifier, die stabilisierend auf

das Ruhemembranpotential wirken. Gleichzeitig versetzt die Hyperpolarisation die spannungsabhängigen Natriumkanäle wieder in einen aktivierbaren Zustand.

Auch die **Refraktärzeit** des Arbeitsmyokards ist an die **inaktivierten Natriumkanäle** gebunden. Durch die lange Plateauphase kommt es aber zu einer Teilreaktivierung ab etwa -40 mV, so dass sich eine relative Refraktärphase mit Gefahr von Rhythmusstörungen durch fehllaufende Erregung ergibt.

Das Arbeitsmyokard ist übrigens durch die Plateauphase vor einem Verkrampfen geschützt, da der Verlauf der elektromechanischen Kopplung von AP bis Kontraktion und Erschlaffung kürzer als das Plateau ausfällt, so dass das Myokard regelhaft vor Einfall eines neuen AP erschlafft ist.

Neurostimulation/ Nervenlokalisation

In jeder Anästhesieabteilung gibt es ihn oder sie - Jemanden, der allen auf die Nerven geht. Meist ist er oder sie zweibeinig, etwas narzisstisch und meidet dunkle Gänge zwecks Klassenkeilegefahr. Wir sprechen aber hier von einem Gerät, das zum Einsatz kommt, wenn die Differenzierung Anatomieschlonz zu Nervengewebe optisch etwas schwieriger ist und man sich gern sicher wäre, dass das an dem die Nadel gerade kratzt auch der Nerv ist – die Kombi von Ultraschall und Nervenstimulator heisst dann auch **dual-guidance** Verfahren und ist nützlicher als man gemeinhin denkt.

Prinzipiell gibt es im Rahmen der Regionalanästhesie zwei Möglichkeiten, Nerven zu lokalisieren. Die Visualisierung mittels Ultraschalls und die Neurostimulation mittels Reizstrom via entsprechender Neurostimulatlonskanulen (z.B. braun Stimuplex®). Beide Verfahren lassen sich ergänzend einsetzen.

Das Prinzip der Neurostimulation ist das Aufsuchen des gesuchten Nervs mittels Reizstrom. Kommt die Nadel mit ausreichender Stromstärke in die Nähe des Nervs, lösen die elektrischen Impulse eine Depolarisation aus, es kommt zu Parästhesien im Innervationsgebiet, resp. Muskelzucken in der Kennmuskulatur.

Die aktive Stromstärke und damit die Kontraktionsstärke ist abhängig von der Entfernung zum Nerv, nämlich umgekehrt proportional zum Abstandsquadrat. Je näher desto stärker also die Kontraktion.

In der Praxis besitzt das Neurostimulationsgerät (wir verwenden den braun Stimuplex HNS 11®) zwei Ausgänge, die Anode wird über als Hautelektrode nah am Stimulationsort aufgeklebt, die Kathode wird via Klinkenstecker mit der Nadel verbunden. Aufgrund des Aufbaus ist eine Verwechslung nicht möglich.

Nach Einstich in die Haut lässt sich das Stimulationsgerät wie folgt einstellen:

Stromstärke – wie erwähnt erlaubt die zur Kontraktionsauslösung benötigte Stromstärke eine Aussage über den **Abstand zum Nerv**. Wir beginnen meist im Bereich um 1 mA (Einstellungsbereich nach Wahl 0-1 mA und 0-5 mA) und tasten uns so nah an den Nerven heran, dass 0,3-0,5 mA gerade noch eine Kontraktion auslösen. Achtung:

Diabetiker und andere Patienten mit Polyneuropathien benötigen ggf. höhere Stromstärken.

Im Bereich unter 0,3-0,5 mA besteht die Gefahr intraneuraler Nadellage und damit die potentielle Gefahr einer Nervenschädigung! Zielbereich Stromstärke: (0,3-)0,5 mA

Impulsdauer – Es werden Rechteckimpulse der Wahlbreite 0,1-0,3 ms oder 1 ms abgegeben. Aufgrund unterschiedlicher Erregungsschwellen der verschiedenen Nervenfasertypen ist es möglich **motorische Nerven** (Aα) gezielt mit einer **Impulsdauer von 0,1-03 ms** zu erregen, ohne eine wesentliche sensible Antwort (Aδ/C – Schmerz!) auszulösen. Suchen wir einen rein sensiblen Nerven auf, so verwenden wir die Impulsdauer 1 ms.

Stimulationsfrequenz – am Stimuplex HNS 11® besteht die Möglichkeit der Frequenzwahl mit 1 Hz und 2 Hz. Je höher die Frequenz desto besser die Auflösung, bzw. Ortgenauigkeit (mehr Pulse pro Strecke/ Zeiteinheit), aber desto unangenehmer für den Patienten.

- Unsere Standardeinstellung Stimuplex HNS 11®
  - Stromstärke 0,00-1,00 mA
  - Impulsdauer 0,1 ms
  - Frequenz 0,1 Hz

Den Fasern auf die Nerven gehen…

Spritzen wir Lokalanästhetika in Plexen oder Spinale/ Peridurale folgt der Ausfall einem bestimmten Muster (Sympathikolyse mit Wärmegefühl, Unempfindlichkeit, letztlich Verlust der Motorik) – warum?

Erlanger und **Gasser** bieten wunderbarerweise ein passendes anatomisches Korrelat in Form von unterschiedlichen Nervenfasertypen:
A (in 4 Subgruppen), B und C. (Wofür sie nebenbei bemerkt 1944 den Nobelpreis verliehen bekamen.)

Die Dicke der Myelinscheide nimmt von Aα bis B ab, C-Fasern sind unmyelinisiert. Entsprechend fällt die Leitgeschwindigkeit (ohne Myelin keine saltatorische Leitung!) und die Diffusionsstrecke für Lokalanästhetika zum Nerv nimmt ab.
Entsprechend setzt die Wirkung zunächst an den vegetativen Fasern ein (B/C: dünn, wenig bis kein Myelin), klinisch zeigt sich eine Sympathikolyse, distal des Wirkortes wird das Gefäßbett weit, die Extremität wird warm. Viszeraler Schmerz ist bereits reduziert (C).
Als nächstes verschwinden Wärmeempfinden und Schmerz (Aδ), Kältetests werden negativ, somatischer Schmerz wird nicht mehr empfunden ('Schnitt'). Zuletzt verschwinden taktile Sensibilität (Aβ), Propriozeption (Aγ) und zuletzt die Motorik (Aα), diese oft unvollständig durch die späte Diffusion in diese dick umscheideten und durchmesserstarken Nerven.

Basisanatomie

Also, an sich bin ich kein großer Freund des anatomischen I-Tüpfelchenscheißens, aber weil mich das Ungenaue etwas nervt, das hier. Es gibt genau 4 **Plexen**, also **Nervengeflechte**, die den Namen auch verdienen:

- Plexus cervicalis
- Plexus brachialis
- Plexus lumbalis
- Plexus sacralis

Punkt. Mehr nicht, es gibt keinen Plexus supraclavicularis oder infraclavicularis und keinen Plexus axillaris. Das sind Verballhornungen oder Abkürzungen von supra-/ infraclaviculärer/ axillärer **Plexusblockade**, bezeichnen also jeweils im

Gesamtgestrüpp einen spezifischen Zugangsort und keine anatomische Entität. Nur dass man es mal gehört hat, gell.

So, nun soll man sich noch merken, was von wo kommt…. Das sollte ja ganz einfach sein

Der **Plexus cervicalis** bedient sich aus den Rami anteriores der Nervenwurzeln **C1-C4,** bissel aus **C5.**

Der Plexus brachialis speist sich aus **C5 - Th1**, mit gelegentlichen Anteilen aus **C4** und **Th2**

Der **Plexus lumbalis** kommt dann wieder aus **L1-L3**, mit Anteilen aus **Th12** und **L4**.

Und zu guter Letzt wackelt der **Plexus sacralis** aus **L5 bis S3** mit **Anteilen von L4 und S4** hinterher.

Als Merkhilfe dienen uns **C, B, L, S und 4**, in der Form C-(4)-B und L-(4)-S, soll heissen aus den plexusbildenden Gewöllen von C1-Th1 und L1 bis S4 (mit bitzeli Th12) liegt die Grenze je bei C4 oder L4, die je in beide Anteile einspeisen.

Plexus cervicalis C1-C4 (C5)

Plexus brachialis C5-Th1 (C4 & Th2)

Plexus lumbalis   L1-L3, (Th12 & L4)

Plexus sacralis   L5-S3 (L4, S4)

Jetzt soll man sich im Anatomiekurs/ Präptestat auch noch merken, welcher Nerv aus welchem Segment über welchen Faszikel und welchen Truncus läuft… ich war nie autistisch genug, das auswendig zu lernen, ich nutze die Tafeln für die Zuordnung peripherer Nerv zu Innervationsgebiet und die heilige Schallbüchse im Backtracingmodus… damit man das kann, sollte man ein wenig Klarheit haben, wo, wer, wie durchzieht. Das bespielen wir bei den einzelnen Schallorten.

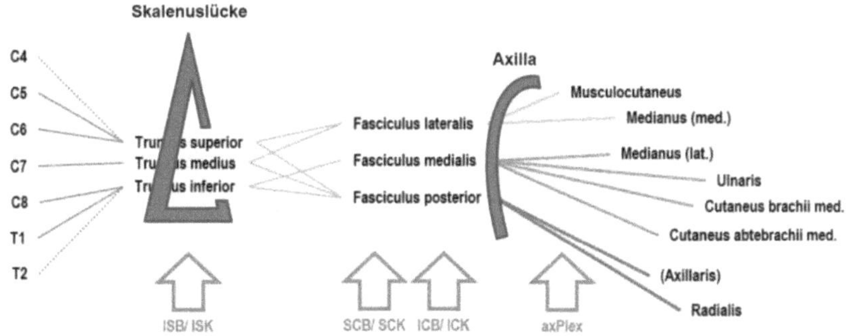

Das Schöne am Plexus brachialis ist, wir brauchen alle sich ergebenden Nerven. Also **Musculocutaneus, Medianus, Ulnaris, die Cutanei, Axillaris und Radialis.**

Der einzige Vertreter des Plexus cervicalis, der/ die uns interessieren in der wachen Schulterchirurgie sind die **Supraclavicularäste** zur lateralen Schulter und der Haut oberhalb der Clavicula -die braucht es gelegentlich.

Im Bereich des Plexus lumbosacralis konzentrieren wir uns in diesem Skript auf die das Bein versorgenden Nerven und ihre Äste, was das Thema auf **Femoralis** mit **Saphenus** als Endast, **Obturatorius**, **Ischiadicus** mit **Fibularis** und **Tibialis** reduziert. Wir nehmen aus reiner Neugier noch den **Cutaneus femoris lateralis** dazu. Was wir ignorieren werden sind die Querverdrahtungen aus den Einzelspinalnerven und die weiteren Nerven zu Bauchwand, Genitale und Damm (Iliohypogastricus, Ilioinguinalis, Genitofemorialis, Glutei, CutFemPost, Pudendus und Anococcygeus).

So, ready? Nun geht es los:

Plexus axillaris

Axillär wird gestochen für alles am (lateralen) Ellbogen und darunter. Vorschallen (v.a. Musculocutaneus) und Backtracing (v.a. Ulnaris und Radialis) sind Pflicht. Auch hier fehlt der innere Oberarm (> ICBN). Vor dem Stechen etwas weniger Druck auf den Schallkopf lässt erkenne, wo man sonst dicke Venen perforiert hätte. Und deshalb auch im Ultraschall visualisieren, ob man LA-Ausbreitung sieht. Nein? Dann jubelst du das LA wahrscheinlich gerade in die Vene und den Patienten in die Exzitation.

Der Plexus axillaris ist der erste und vermeintlich einfachste Block an der oberen Extremität. Weshalb er gleich nach dem Femoralis von den Youngsters gestochen wird und der **PAPA – der Propofol-augmentierte Plexus axillaris** auch Lamaplex oder Plexofol genannt ein Quell immerwährender Freude im klinischen Alltag der Oberärzte und -ärztinnen ist.

Es gibt einiges zu beachten beim Block der Nervi axillares (Nn. musculocutaneus, medianus, radialis et ulnaris) – backtracing ist das wesentliche Zauberwort um sich die Anatomie zu erschließen, wenn`s nicht so klar ist und bedeutet, Nerven von distal (z.B. Sulcus ulnaris) nach proximal zu verfolgen.

Das zweite Geheimnis ist die nicht vom Axillarisblock bediente Haut am inneren Oberarm, also da wo die Blutsperre dann wüst drückt – relevant wären hier ICBN (intercostobrachial nerve) & MBCN (medial brachial cutaneous nerve) die an sich sehr einfach erreichbar wären.

Ein Wort noch zur tradierten Radialisaussparung beim Axplex: Fehlplatzierung von LA. Punkt.

Wie machen wir`s nun:

Im Hinblick auf die Basisanatomie kann man es sich gern auch mal unnötig schwer machen und zum Beispiel immer einen anderen Schallwinkel wählen, um jede Art der Standardisierung zu vermeiden. Ich würde ja raten, sich mit dem Handrücken am Thorax so abzustützen, dass der Schallkopf hier immer einen **streng orthogonal zur Hauptachse des Oberarms** liegenden Schallwinkel liefert, wir also z.B. die Arterien und Venen mehr oder minder als runde

Querschnitte darstellen. Dann wählen wir einen **möglichst proximalen Aufla-gepunkt**, z.B. die **axilläre Beugefalte**, da sich hier üblicherweise die Anatomie so zeigt, wie wir sie uns wünschen (z.B. Musculocutaneus noch nahe am Medi-anus etc).

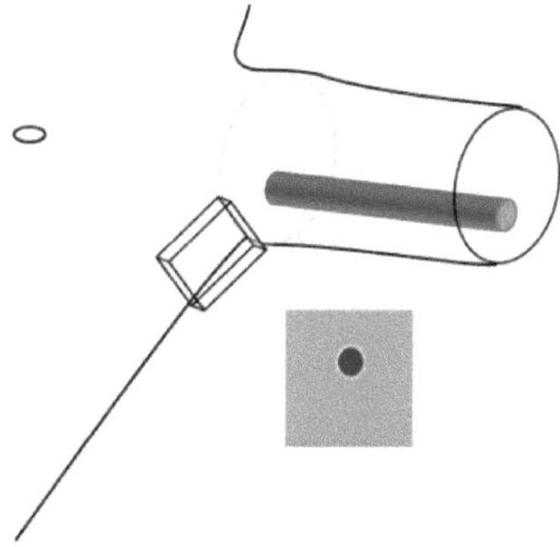

Damit wir da überhaupt sauber hinkommen, müssen wir den Arm lagern – Ide-alerweise in 80-90° Abduktion in der Schulter und in Aussenrotation, so dass die Handfläche im Liegen in Richtung Decke zeigt. Ob der Ellbogen dabei ge-beugt wird oder nicht, ist letztlich egal und eher eine Sache der Bequemlich-keit. Wo eine Rotation nur bedingt möglich ist, sollte man Lagerungshilfen und Armbänkchen verwenden.

Legen wir jetzt den Schalkopf an, sehen wir – Anatomie!

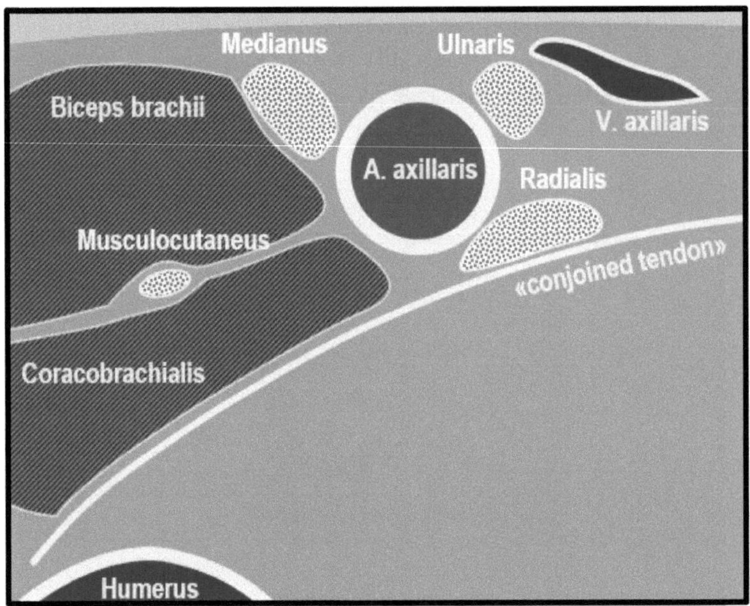

nichtneurale Zielstrukturen:

- **Arteria axillaris** als runde, nicht komprimierbare, wandstarke und pulsynchron **pulsierende** Struktur
- **Conjoined tendon** – die gemeinsame Sehne/ **Aponeurose von Teres major und Latissimus dorsi**, sozusagen die dorsale Begrenzung unseres Zielraums als von ventral tief nach **dorsal** oberflächlich verlaufende weiße Linie
- **Oberflächenfaszie** – oberflächlich unter dem subkutanen Fettgewebe als echoreiche (weiße) Linie
- lateral und im Bild oberhalb der Arterie liegt in der Regel die sehr variable **Vena axillaris**, sichtbar **komprimierbar** durch wechselnden Anpressdruck des Schallkopfes
- Ventral liegen zwei Muskelbäuche: M. biceps brachii und M. coracobrachialis

neurale Zielstrukturen ("Hauptziele")

- Hauptziel 1 – **N. musculocutaneus** – zwischen den Muskelbäuchen von Biceps und Coracobrachialis schlängelt sich der Musculocutaneus. Im Bild sehen wir ein **"Auge"** das umso näher an den Medianus heranrückt, je proximaler wir sind, denn beide entspringen dem Fasciculus lateralis. Es ist möglich, dass der Musculocutaneus in unserem Schallfenster nicht zu differenzieren ist, weil er sich noch mit dem Medianus bewegt. Auf dem Weg nach distal sollte eine Abzweigung zwischen die Muskelbäuche darzustellen sein. Ein backtracing ist schwierig. Der Musculocutaneus liegt im Ellbogenbereich oberflächlich lateral neben der Sehne des Biceps brachii und gibt kutane Äste zum Unterarm ab.
- Hauptziel 2 – **N. medianus** – sein Verlauf ist vergleichsweise **konstant** im oberen ventralen Quadranten **medial der Arteria axillaris/ brachialis**, der er nach distal folgt. Ein backtracing ist ebenfalls schwierig. Ellbogenseitig findet man den Medianus medial der distalen Bicepssehne bevor er unter dem Pronator teres abtaucht.
- Hauptziel 3 – **N. radialis** – der Radialis ist der am schwierigsten zu lokalisierende unter den 4 Hauptnerven. Er zieht nach dorsal auf und hinter den Humerus, den er im mittleren Drittel nah lateral hinterkreuzt. Auf Ellbogenhöhe finden wir ihn lateral in der Tiefe neben der Bicepssehne. Auch hier ist ein backtracing schwierig. Eine gute alternative Hilfestellung proximal ist die **Arteria profunda brachii**. Als kaliberstärkster und erster im Bereich der Axilla sichtbarer Ast der A. axillaris/ brachialis begleitet sie den Radialis im Radialiskanal. Wenn wir also den Radialis nicht sehen, dann setzen wir einfach ein Depot im Bereich des Abgangs der A. profunda brachii (siehe * im Bild unten) auf die conjoined tendon.
- Hauptziel 4 – **N. ulnaris** – der **am besten für backtracing geeignete Nerv** ist der Ulnaris. Wir nehmen ihn im Bereich des Sulcus ulnaris medial am Ellbogen auf und verfolgen ihn bis in die Axilla zurück. Seine **Lage ist sehr variabel**. Er kann dabei in jeder möglichen Beziehung zur Vena axillaris liegen, nahe an Radialis oder Medianus liegen. Manchmal taucht noch ein N. cutaneus brachii medialis auf, den man fälschlicherweise für den Ulnaris hält, der aber nur den medialen Oberarm versorgt (siehe unten). Also: **Ulnaris immer backtracen!**

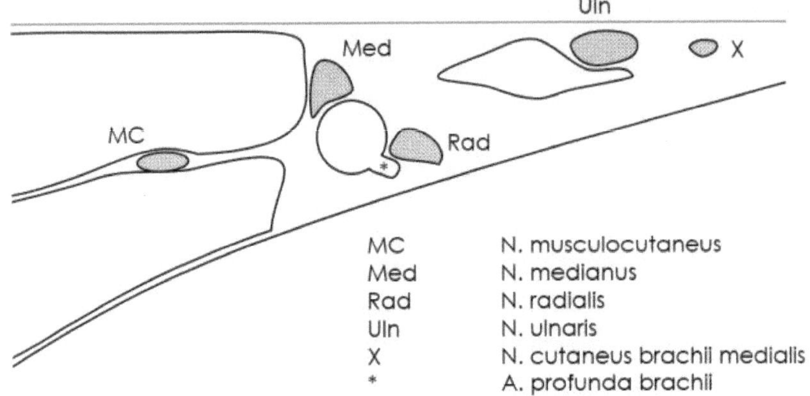

neurale Hauptziele des Plexus axillaris, beachte: Abgang der A. profunda brachii als Hilfe zur Lokalisation des N. radialis ganz proximal in der Axilla

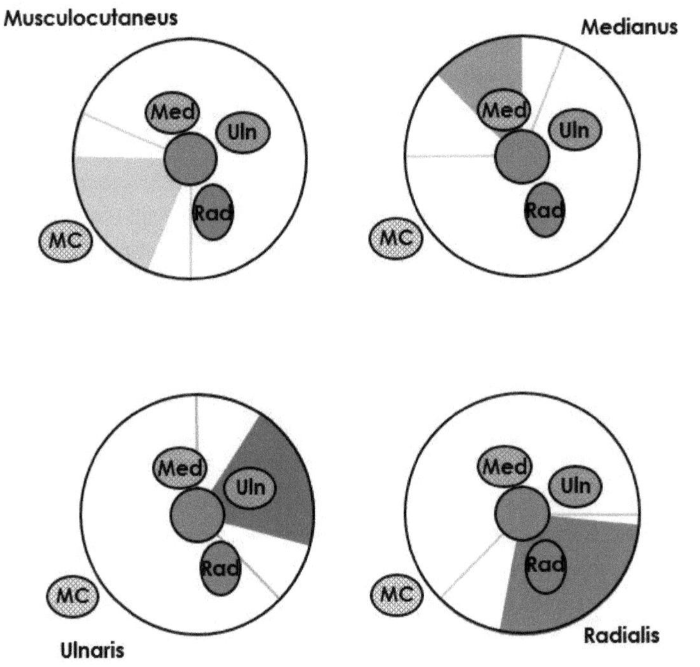

übliche Verteilung der Einzelnerven des Plexus brachialis (mod. nach Gili et al.:https://online-library.wiley.com/doi/10.1002/ca.23225)

So ein teilblockierter Arm tut nicht mehr exakt das, was sein Besitzer möchte. Beuger sind in der Regel stärker als Strecker – das Kratzen an der Nase wird dann mangels der streckerseitigen Bremse gern ungewollt zum Knockoutpunch mit Nasenbeinfraktur. Schlimmer, wenn ein Gelenk ungebremst in die Seile, bzw. reflektorisch ungeschützten Bänder fällt. Das kann schmerzhaft im Zweifelsfall auch mit Folgen im Sinne von Luxation oder Fraktur enden. Ergo: **Regionalanästhesierte Körperteile gegen Bewegung und Abrutschen** sichern und dem Patienten erklären, was so passieren kann!

Gern "versagt" der Plexus axillaris und der zugehörige Anästhesist in der Lesart unserer mental herausgeforderten Manualmediziner jenseits des grünen Tuches, weil die Blutsperre weh tut. Wohlgemerkt, die Blutsperre, nicht das OP-Gebiet. Der innere Oberarm wird aber leider nicht von axillär bedient, sondern von einem Geflecht von Endästen aus den Thorakalsegmenten (via den sog. **Intercostobrachialnerv "ICBN"** aus den Interkostalnerven 2 und 3 und aus dem Plexus brachialis via **Nervus cutaneus brachii medialis** (MBCN).

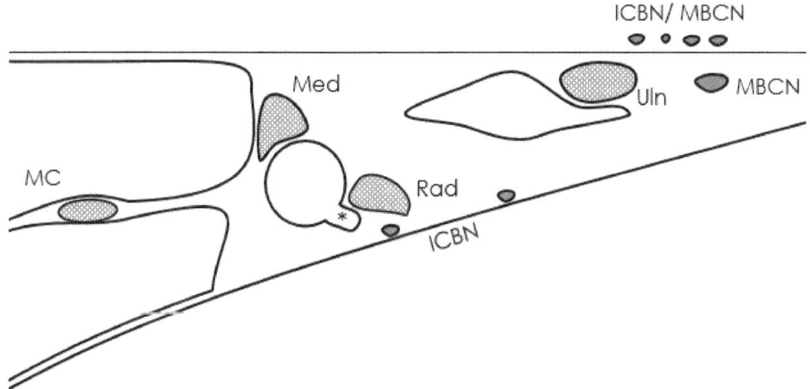

Nun erwischen wir den letzteren meist ohnehin durch eine axilläre Lokalinjektion, da er axillär dorsal und medial der Vena axillaris läuft. Auch der ICBN verläuft inkonstant durch die Axilla, da wir aber immer gezielter Nerven identifizieren und blocken, "flooding" also ausbleibt, gibt es hier eventuell Blockadeschwächen. Die ICBN-Anteile kann man nun fitzelig mühsam entlang der Thoraxwand über die ventralen Anteile der conjoined tendon bis nach subkutan verfolgen, einfacher geht es aber, wenn man in der Axillarfalte, ausgehend vom Punktionsort für die übliche Injektion, je einen subkutanen Wall von 2 cm nach dorsal und 2 cm nach ventral, so wie eine Quaddel sticht. Unkompliziert und wirksam.

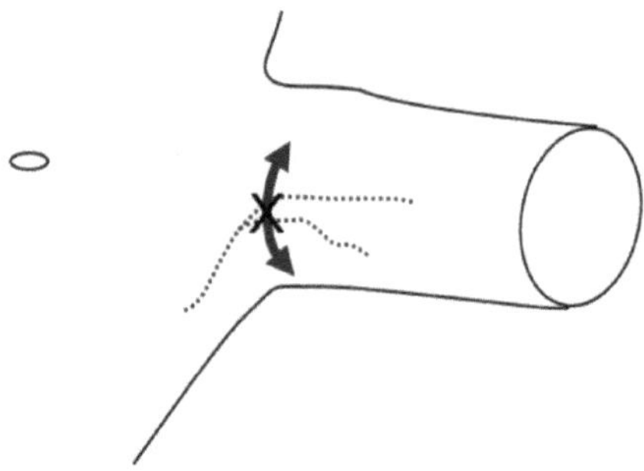

subkutane Blockade der oberflächlichen Äste von ICBN und Cutaneus brachii lat. (X – Einstichstelle & Hautquaddel, Pfeile subkutaner LA-Wall)

Tatsächliches Versagen kommt vor, weil man die dorsale Schallverstärkung hinter der Axillaris wieder für den Radialis hielt. Nun – backtracing hilft. Ähnlich wenn der Achsellymphknoten wieder als Ulnaris herhalten musste.

Ein letzter Grund ist die Dosis – Diffusion ist von Konzentrationsunterschieden und Diffusionsstrecke, die Wirkung schlicht von der Menge verabreichter Substanz am Wirkort abhängig. Stichwort ist die **minimale Hemmkonzentration** c_m. Wenn wir gerade so dosieren, dass Einzelreize nicht (Einzel-APs), Dauerreize aber sehr wohl (AP-Salven) dank Potenzierung Schmerzen bereiten, dann sind wir beim **Wedensky-Block**. Der Golfer nennt ihn Chicken-Block. Zu wenig für eine adäquate Zielwirkung. Unscharf getrennt ist das vom **Differentialblock** – wir erinnern uns, dass Nervenfasern nach Erlanger und Gasser in Typen A, B, C eingeteilt werden. Die Dicke nimmt dabei ab, die Myelinisierung auch, C-Fasern sind unmyelinisiert. Ergo nimmt die Diffusionsstrecke ab und die nötige Menge an LA dito. Wo nun die feinen Fasern (Sympathikotonus und Schmerz) schon platt sind und die dicken (Motorik und Propriozeption) nicht, haben wir einen Differentialblock. Blöd für die OP, wenn Aδ (scharfer Schmerz) noch wach ist, gut in der Geburtshilfe, wenn die Motorik noch steht, der Schmerz aber abnimmt ("walking epidural" ist sozusagen der fleischgewordene Differentialblock).

Wo ist das wichtig? Die meisten Häuser definieren eine übliche Menge LA für einen bestimmten Block. Zum Beispiel 40 ml Ropivacain 0,5% oder Mepivacain 1%. So. Nun hat Otto Normalverbraucher 70 kg und für ihn reicht die Dosierung ohne toxische Nebenwirkungen aus (für Ropi bei 3 mg/kg läge die Grenze ergo knapp bei 210 mg oder 42 ml). Boris Kuznetsow hat nun aber 150 kg und muskelbepackte Oberarme wie andere Leute Oberschenkel – hier reicht die Dosis auch rechnerisch mal für nix – da kommt es auf eine nervennahe (nicht intraneurale!!!) Injektion (Diffusionsstrecke!) und gewichtsadaptierte Dosierung an. By the way für Lise Müller mit kachektischen 40 kg ist die Dosierung mit 40 ml Ropivacain 0,5% bereits im toxischen Bereich (120 mg/ 24 ml wären hier die Grenze für 3 ml/kg). Also bitte individuell nachrechnen und Depots adäquat platzieren.

Ich selber bin übrigens kein großer Freund der beliebten Mischungen "zum schnellen Anschlag und mit langer Dauer" also z.B. 1:1 Mepi 1% zu Ropi 0,5%. Denn irgendwie weiß ja keiner, was das ganze Gemische von Ropivacain mit pH 4,0-6,0 (und pKs 8,2) und Mepivacain mit pH 5,0-7,0 (und pKs 7,6) pharmako-dynamisch/-kinetisch so macht im Hinblick auf pKs-abhängige Protonierung, Wechselwirkungen am Natriumkanal oder möglichen additiven systemisch-toxischen Wirkungen. Also, mische wer will, ich mach`s nicht.

"Take-home messages":

- **90° Abduktion & Aussenrotation "palm up"**
- **Vorschallen und den Ulnaris backtracen!**
- **Schallkopf so proximal wie möglich und 90° zur Hauptachse**
- **Vor Punktion etwas Analgetisches oder Anxiolytisches erwägen (0,25-0,5 µg Fentanyl oder 1-2 mg Dormicum?)**
- **Musculocutaneus – "Schiffchen" zwischen den Muskeln, ggf. im Medianuskonglomerat**
- **Medianus – immer ventromedial der Arterie**
- **Radialis – taucht ab zum Humerus, immer zur A. profunda brachii assoziiert**
- **Ulnaris – sehr variabel, immer backtracing ab Sulcus ulnaris, läuft eher dauerhaft superfiziell.**
- **ICBN & MBCN für den inneren Oberarm**
- **Absturzsicherung!**

- **Maximaldosen berechnen! und ausreichend aber nicht zuviel spritzen!**

Übrigens – wenn man mal wieder nix sieht, 40 ml sind echt viel (theoretisch müssten 4 x 2-3 ml, also 8-12 ml wohl platziert reichen), ein "Donut" um die Arterie (oder ein Depot ventral und ein grösseres Depot dorsal auf die Conjoined Tendon plus 30 Minuten Zeit reicht oft genug aus – nicht, dass ich das empfehle, aber zur Not eine Option, die sicher auch nicht schlechter ist, als frühere Techniken wie transarterielle Doppelpunktion oder periarteriell blind... wobei das ja damit wieder erreicht wäre. Etwas despektierlich sagen wir dann "flooding" – Fluten... well, ... nicht schön, aber es funzt manchmal, wenn es muss...

MCBN & ICBN – wie man Schmerzen der Blutsperre am medialen Oberarm vermeidet

Kenn ich nicht, brauch ich nicht... denk sich so mancher und schon sitzt der Plexus wieder nicht, weil die Blutsperre am Oberarm schmerzt. Schlecht gestochen? Sitzt wieder nur einer von beiden, eben der Anästhesist und nicht der Plexus?

Nun, ein vermeidbares Problem. Der **dorsomediale proximale Oberarm** direkt unterhalb der axillären Beugefalte wird nicht nur durch den Cutaneus brachii medialis (**MBCN – medial brachial cutaneous nerve**) aus dem Plexus brachialis versorgt, sondern zusätzlich über Nerven aus dem Thoraxbereich, den **Nn. intercostobrachiales (ICBN)** aus dem **2. und 3. Intercostalnerven**. Diese ziehen durch die oberflächliche Intercostalmuskulatur und den Serratus mit der Conjoint tendon etwas dorsal der Arterie zur Axilla und von dort zum medialen Oberarm, wo sich die Fasern mit denen des MCBN verflechten. Eigentlich kennt man den ICBN eher aus der Gyn, wo er gern im Rahmen axillärer Lymphoadenektomien in Mitleidenschaft gezogen wird.

Merke: Der mediale proximale Oberarm wir nicht nur vom Plexus brachialis (MBCN medial brachial cutaneous nerve) versorgt! Das Zauberwort heisst ICBN – intercostobrachial nerve(s), also Äste der Intercostalenerven.

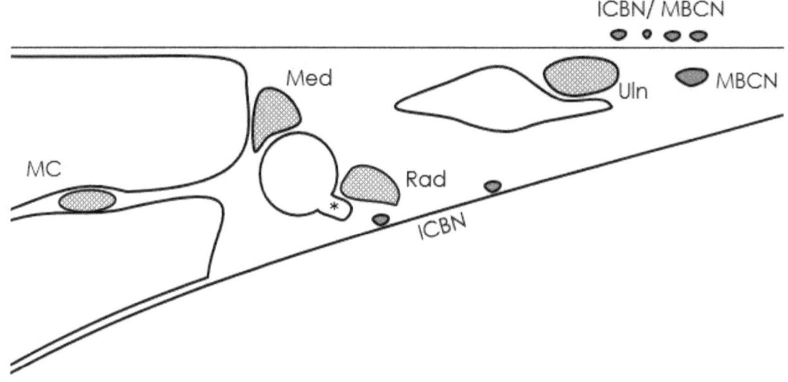

möglicher (weil variabler) Verlauf von ICBN & MBCN

Man kann den Verlauf der ICBN mit entsprechend hochauflösenden Ultraschallgeräten darstellen. Das kann je nach Expertise und Bindegewebeplus zeitaufwendig bis unmöglich sein. Ein einfacher Weg sicherzugehen, dass der Plexus sitzt und die Blutsperre nicht drückt, ist es, einen **subkutanen Wall** entlang der axillären Beugefalte über etwa 4-5 cm mit **2-4 ml** unserer gewählten LA-Mischung oder zusätzlich 2 ml Lidocain 1% zu spritzen – und schon sitzt alles: Plexus, Anästhesist und Blutsperre.

Ergo: Ein subkutaner Wall nach ventral und dorsal auf Höhe der primären Einstichstelle und der Plexus sitzt.

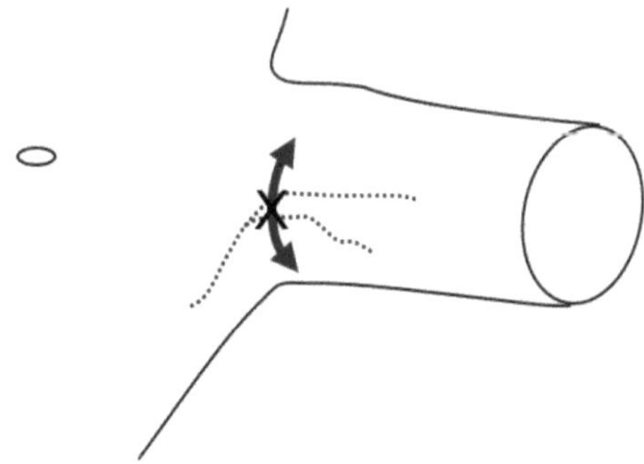

Lohnende kutane Blöcke: *https://www.nysora.com/techniques/upper-extremity/distal-nerves/cutaneous-blocks-upper-extremity/*

Kasai T, Yamamoto N – Medial brachial cutaneous nerves and the intercostobrachial nerves]. Kaibogaku Zasshi. 1966 Feb 1;41(1):29-42. Japanese. PMID: 6006530.

Varela V et al. – Usefulness of high-resolution ultrasound for small nerve blocks: visualization of intercostobrachial and medial brachial cutaneous nerves in the axillary area. Reg Anesth Pain Med. 2019 Aug 26:rapm-2019-100689. doi: 10.1136/rapm-2019-100689. PMID: 31451625.

Interskalenärblockade

Merken wir uns – mit Blick auf`s untenstehende Bild – der ISB ist für Schulter- und Oberarm gedacht. Das beinhaltet auch die Schulterluxation. Etwas LA via ISB und der Humeruskopf flutscht auch beim Muskelstarken oft einfach dank des zugehörigen Tonusverlusts zurück ins Glenoid.

Dann merken wir uns, dass der Phrenicus in unmittelbarer Nähe rumbambelt und dass er gerade bei Kathetereinlage in einem hohen Prozentsatz betroffen ist – wer schon kontralateral atemseitig reduziert leistungsfähig ist, könnte dank der dann zusätzlichen Zwerchfellparese ein Problem entwickeln. Und nein, verdünnen, selektive superiore Blockade oder weniger Substanz hilft alles nicht sicher genug, die Parese zu vermeiden – einfach distalere Techniken (ab distalem infraclaviculärem Zugang) versuchen.

Die Skalenuslücke sieht auch nicht immer gleich aus, Muskelbrücken können die Ausbreitung und damit Wirkung ruinieren, C5 macht das laut Hadzic regelmäßig mit einer Umgehung vor oder durch den Scalenus anterius.

Es sind auch nicht immer 3 sondern von 2 bis 4 Faszikel, die man findet. C6 und C7 spalten sich gern mal an unserer typischen Injektatstelle.

Die Regel ist „1 Punktion" und „lass Nervenwurzeln, Phrenicus, Thoracicus longus und Dorsalis scapulae leben." Ulnar ist`s oft mau! Und Widerstand heisst im Zweifel intraneural - „Wo man drücken muss, wird`s Scheiße", um mal wieder einen meiner OAs zu zitieren. Schlimmer noch wäre epidural und Wurzeltaschen sind manchmal distaler zu finden als einem lieb ist! Und ja, Katheter setzen geht.

Die Blockaden von Suprascapularisästen und Axillaris sind Goodies für die Fortgeschrittenen.

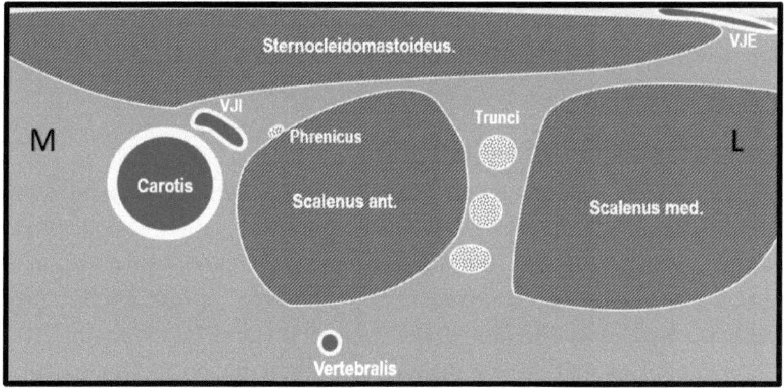

Anatomisch suchen wir uns die Carotis im sauberen Querschnitt, die Markierung zeigt zum Kehlkopf, der Schallkopf schaut nach medial dorsal von streng seitlich.

Mit der Carotis in Bildmitte gleiten wir am Hals langsam nach dorsal und fächern ein wenig auf und ab entlang der Scaleni, bis wir idealerweise obiges Bild sehen.

Von medial nach lateral sehen wir i.d. Regel:

- **A. carotis** "rund & pumpt, inkompressibel"
- darüber oder darunter inkonstant **V. jugularis interna** "kompressibel"
- **M. scalenus anterior** mit dem (gelegentlich an der medialen anterioren Fläche laufenden **N. phrenicus**.
- zwischen den Mm. scaleni anterior et medius die übereinander aufgereihten Trunci von C5, C6 und C7.

Ich für meinen Teil punktiere hier out-of-plane in step-down technique und gebe 3-6 ml Xylonest 1 % oder Ropivacain 0,375% in die Faszienhülle ohne auf die darüber liegende Faszie zu injizieren. Damit vermeidet man die **ipsilaterale Phrenicusparese.**

Es sind jedoch auch höhere Volumina möglich. Über 20-30 ml scheint mir jedoch außergewöhnlich viel und ich würde erwarten, dass es zu einer Häufung von **Recurrensparesen ("Heiserkeit"), Hornersyndromen ("Miosis, Ptosis, Enophtalmus"-"Sehstörungen")** und **Phrenicusparesen ("Atemstörung")** kommt.

Legt man hier einen Schmerzkatheter, so empfiehlt es sich zu tunneln, da die Infektionswahrscheinlichkeit hier aufgrund der Exposition höher ist, als bei anderen Positionen.

Interskalenäre Blockade (ISB/ ISK)

Die Domäne der ISB ist die Schulterchirurgie. Der Punktionsort im lateralen Halsdreieck ist weit genug vom OP-Feld weg, um einen Katheter zu platzieren und entsprechend zu fixieren. Die Analgesie reicht vom Kieferwinkel bis zu den Fingern. Nur am Kleinfinger und dem Hypothenar wird`s gelegentlich etwas schwach. Die **Analgesie über dem Deltoideus ist unzureichend** für eine Operation in reiner Regionalanästhesie, da das Areal überlappend zusammen mit den Nervi supraclaviculares innerviert wird. Hier wäre z.B. für Eingriffe an der Clavicula eine Doppelblockade mit den Nerven des Plexus cervicalis nötig (Der Axillaris für die lateralen Hautareale stammt übrigens aus dem Plexus brachialis, C7 & C8, gehört zum Fasciculus posterior und wird entsprechend bei der ISB erreicht!).

Bleiben wir aber beim **Plexus brachialis** und seiner **interskalenären Blockade** für v.a. alle Eingriffe im Bereich des **Schultergelenks**/ der Schultergelenkskapsel exklusive Clavicula.

Die Rami anteriores der **Spinalnerven C5 bis C8 und Th1** verflechten sich zum Plexus brachialis, zunächst zu **3 Trunci** (sup C5/6 med C7, inf C8/Th1), welche durch die aus Scalenus anterior und medius gebildete **Skalenuslücke** unter der Clavicula und über die erste Rippe laufen und sich l der Arteria subclavia als Fasziculi (lat/med/post) anlagern und im weiteren Verlauf mit Arteria axillaris, bzw. brachialis in die Peripherie ziehen und sich zu den einzelnen Nerven des Armes differenzieren.

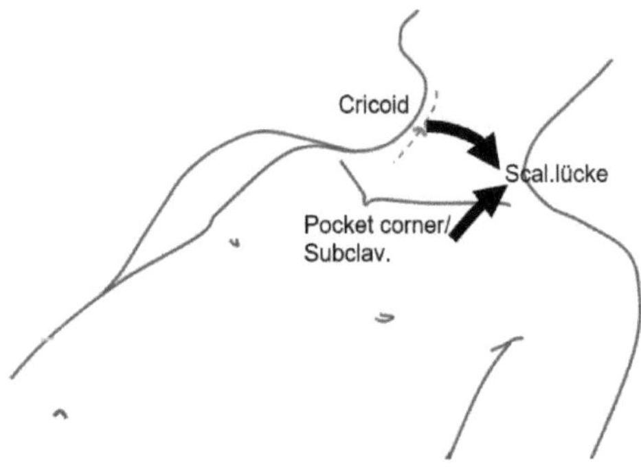

Für die Darstellung wählen wir einen **Linearschallkopf**, da wir uns vergleichsweise oberflächlich bewegen. Vom Cricoid aus rutschen wir in transversaler
Ausrichtung nach lateral, gleiten über die Arteria carotis und sehen dann üblicherweise die Muskelbäuche von Scalenus anterior und medius mit einem bin-
degewebigen Zwischensaum, der die **hypoechogenen Trunci** enthält. Nun gleiten wir ein wenig auf- und abwärts, bis wir einen optimalen Punktionsort
finden.

Alternativ gleitet man die Arteria carotis hinunter, bis man sie in die Subclavia
münden sieht. In der sogenannten Pocket Corner entlang der Mündungsstelle
liegen dann als Konglomerat die Faszikel und lassen sich nun bequem wieder
kopfwärts bis zwischen die Scaleni verfolgen

Arterie und Trunci laufen gemeinsam durch die **Skalenuslücke**, also den dreieckigen Raum, den der **Scalenus anterior** nach vorne, der **Scalenus medius** nach hinten und die erste Rippe nach unten abgrenzen. Die dazugehörige

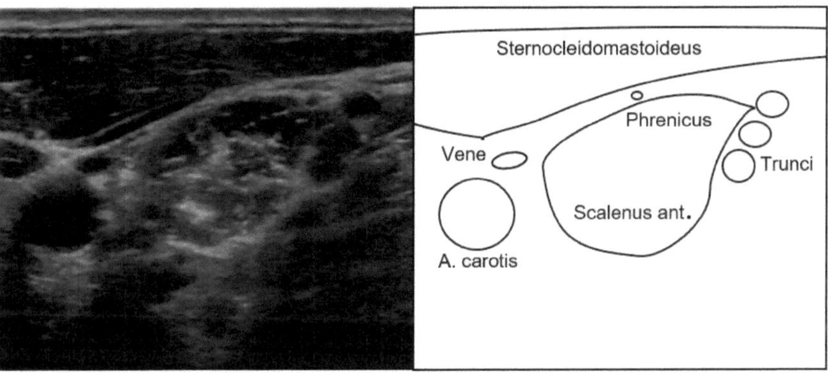

Vene läuft vor dem Scalenus anterior und damit außerhalb der "Lücke" über
die erste Rippe.

Das laterale Halsdreieck ist ein anatomisch dicht gepackter Raum. Entsprechend treffen wir auf eine große Anzahl wichtiger anatomischer Strukturen, deren Punktion wir aus blutungs-, beatmungstechnischer und neurologischer
Sicht vermeiden sollten.

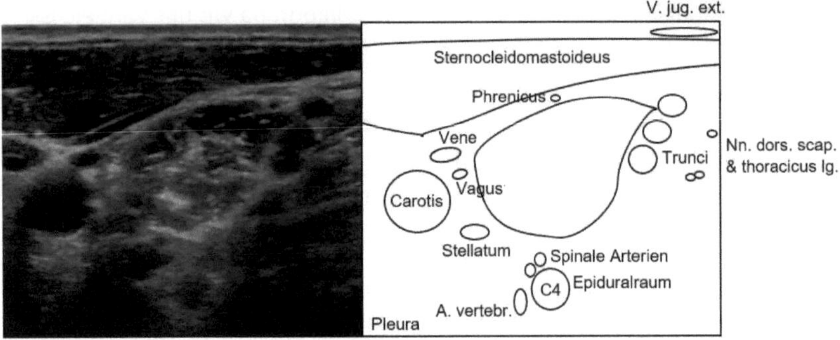

„Übertriebene" Darstellung mit den theoretisch nahen Strukturen (realanatomisch nicht parallel darstellbar!)

Gefäßpunktionen sind lästig, da primär das entstehende Hämatom die Sicht erschwert. Typische Verdächtige sind die vom Schallkopf gern komprimierte **Vena jugularis externa**, die man sich auch im Hinblick auf einen ggf. zu legenden Katheter <u>vor der Punktion</u> darstellt (entweder rein visuell oder durch Entlastung des aufgesetzten Schallkopfes). Nichts ist lästiger als den gut einliegenden Katheter entfernen zu müssen, weil er die Jugularis quert und entsprechend kontinuierlich blutet. Eine Punktion der **Carotis** sollte im Zeitalter des Ultraschalls eine absolute Rarität sein. Unschön auch hier das Hämatom, noch unschöner ein möglicher **stroke** durch verschleppte Anteile angestochener atheromatöser Plaques.

Wenn man sich vor Augen führt, dass die Processus transversi mehr oder minder direkt dorsal hinter unserem Punktionsort liegen, wird einem klar, dass auch der Weg zur akzidentellen Punktion von **Epidural oder Subarachnoidalraum** kurz ist, auch ein hier vorgeschobener Katheter fiele bereits durch die Initialdosis im niederen ein- bis zweistelligen Volumenbereich (5-10 ml) mit entsprechenden ernsten neurologischen Komplikationen von Paralyse, peripherer Atemlähmung oder Bulbärparalyse auf. *[Aramideh M, van den Oever HL, Walstra GJ, Dzoljic M. Spinal anesthesia as a complication of brachial plexus block using the posterior approach. Anesth Analg. 2002 May;94(5):1338-9, table of contents. doi: 10.1097/00000539-200205000-00054. PMID: 11973216.] [Gomez RS, Mendes TC. Epidural anaesthesia as a complication of attempted brachial plexus blockade using the posterior approach. Anaesthesia. 2006 Jun;61(6):591-2. doi: 10.1111/j.1365-2044.2006.04647.x. PMID: 16704597.] [Strelets BM, Tsvetkov VA, Evtiukhov AN. Total'nyĭ spinal'nyĭ paralich kak oslozhnenie blokady plechevogo spleteniia [Total spinal paralysis as complication of brachial plexus block]. Anesteziol Reanimatol. 1993 May-*

Jun;(3):65-6. Russian. PMID: 7943912.] [*Barutell C, Vidal F, Raich M, Montero A. A neurological complication following interscalene brachial plexus block. Anaesthesia. 1980 Apr;35(4):365-7. doi: 10.1111/j.1365-2044.1980.tb05119.x. PMID: 7435897.*]

Die **Pleura** als geradezu gebetsmühlenartig immer wieder erwähnter Ort, an den sich wohl jede aberrierende Nadel verirren soll, dürfte aus meiner Sicht in der Mitte des Halses weit genug entfernt sein, um kein Problem zu bieten. Je tiefer wir punktieren und je näher wir der Clavicula und der ersten Rippe kommen, desto wahrscheinlicher wird der **Pneumothorax**, aber dann dürften wir auch nicht mehr interskalenär liegen und wer so rabiat die Nadel vorstößt, punktiert auch Larynx, Trachea und Ösophagus. Nun, es gibt nichts, was es nicht gibt. Die absteigende Mediastinitis hat nota bene eine Letalität im Bereich um 70%.

Was aber wirklich relevant ist, sind zahlreiche nicht zum Plexus brachialis gehörende Nervenäste, deren Funktionsverlust durch Nadelschaden und/ oder Kompression relevante Komplikationen wie Atemlähmung oder Paralyse der zugehörigen Muskulatur des Armes bedingen.

Auf der obigen Grafik sieht man den **Nervus phrenicus** als **ovaläre Hypodensität auf der anterioren Fläche des Scalenus anterior**. Im Verlauf sieht man ihn von medial nach lateral absteigen. Er kreuzt also unseren Punktionsort. Bewussten Nadelkontakt sollte man tunlichst vermeiden. Unser aus C3 bis C5 (*"C3, 4, 5 keep the diaphragm alive"*) stammender Freund versorgt das Zwerchfell motorisch und sein Ausfall bewirkt eine ipsilaterale Zwerchfellparese. Beim Diabetiker mit neuropathisch vorbestehender kontralateraler Parese eine eher ungünstige Kombination. Man mache sich aber bewusst sein, dass es aufgrund der anatomischen Nähe bei interskalenären Blockaden allein durch die Diffusion vom Injektionsort in einem hohen Prozentsatz zu einer ipsilateralen Phrenicusblockade kommen wird. Bei Kathetertechniken ist langfristig eigentlich immer von einer Blockade auszugehen. Die Inzidenz permanenter Phrenicusschäden letztlich unklarer Ätiologie (direkt traumatisch, druckbedingt, chemisch-toxisch) wird mit 1-2/2000 angegeben, [*Hogan QH. Phrenic nerve function after interscalene block revisited: now, the long view. Anesthesiology. 2013 Aug;119(2):250-2. doi: 10.1097/ALN.0b013e31829c2f3a. PMID: 23838722.*] Der Theorie nach liegt der Phrenicus umso weiter weg vom Punktionsort, je kaudaler wir vorgehen, mit ggf. geringerer Ausfallswahrscheinlichkeit. Aber dann käme ja wiederum die Pleura in die Nähe, deren Punktion dem unbeschwerten Atmen auch wieder im Wege steht.

Der **N. dorsalis scapulae** läuft durch den Scalenus medius und Levator scapulae zu den Rhomboidei. Der **N. throracicus longus** läuft entlang des Scalenus medius zum Serratus. Der Scalenus medius liegt so schön unter dem Schallkopf, dass man versucht ist, die Nadel in-plane durch den Medius in die Mitte des Zielraumes zwischen die Trunci zu führen. Bitte NICHT! Eine Punktion oberhalb des Medius (mit etwas Abstand) oder gleich mediolateral out-of-plane vermeidet die Läsion dieser oft schwierig zu visualisierenden Nerven. Eine Scapula alata mit Stabilisierungsverlust der Schulter und die Einschränkungen der Elevation führen zügig zu Erwerbsminderung und entsprechenden Substitutionsansprüchen. Deshalb: **Nie primär durch den Scalenus medius punktieren!** (ok, außer man sieht mit einem sehr guten Gerät ihren Verlauf und kann ihn vermeiden – die Amis stechen da nämlich durch!)

Der **N. suprascapularis** zieht vom superioren Truncus unter dem Omohyoideus in die Fossa supraspinata zu Supra- und Infraspinatus. Er innerviert das Glenohumeralgelenk sensibel. Eher schmerztherapeutisch interessant.

Die Nn. Supraclaviculares laufen hinter dem Sternocleidomastoideus nach lateral an die Oberfläche (Punctum nervosum) zu Schulterdach und Supraclavicularregion. Eine Taubheit des Schulterdaches ist v.a. lästig. Diese oberflächlichen Nerven wird man eher unwahrscheinlich in toto lädieren. Sie dienen aber zur Ergänzung einer Blockade des Schulterdaches. Dazu später.

Medial des Skalenus anterior und kaudal, kurz vor dem Abgang der Carotiden findet sich anatomisch der Nervus vagus. Blockade des **N. laryngeus recurrens** kann eine **passagere Heiserkeit** durch ipsilaterale Stimmbandparese bedingen. Bei vorbestehender Recurrensparese ist eine **akute Atemwegsverlegung** denkbar und beschrieben [*Kempen PM, O'Donnell J, Lawler R, Mantha V. Acute respiratory insufficiency during interscalene plexus block. Anesth Analg. 2000 Jun;90(6):1415-6. doi: 10.1097/00000539-200006000-00029. PMID: 10825331.*].

Dann denken wir noch an den **sympathischen Grenzstrang**. Diffundieren wir also zum **Ganglion stellatum** und dem **Ganglion cervicale superius**, kann ein passageres **Hornersyndrom** (Miosis, Ptosis, Enophtalmus) auftreten – unser Patient kriegt also primär das Auge nicht ganz auf und hat

Akkomodationsschwierigkeiten. Die Häufigkeit liegt irgendwo zwischen 12 und 80 Prozent! Auch **Hörstörungen** sind beschrieben [*Rosenberg PH, Lamberg TS, Tarkkila P, Marttila T, Björkenheim JM, Tuominen M. Auditory disturbance associated with interscalene brachial plexus block. Br J Anaesth. 1995 Jan;74(1):89-91. doi: 10.1093/bja/74.1.89. PMID: 7880714.*]. Ebenfalls beschrieben wurden **Bronchospasmen** im Zusammenhang mit sympathischer **Blockade der Thorakalganglien** [*Lim EK. Inter-scalene brachial plexus block in the asthmatic patient. Anaesthesia. 1979 Apr;34(4):370. doi: 10.1111/j.1365-2044.1979.tb04948.x. PMID: 453513.*] [*Thiagarajah S, Lear E, Azar I, Salzer J, Zeiligsohn E. Bronchospasm following interscalene brachial plexus block. Anesthesiology. 1984 Dec;61(6):759-61. doi: 10.1097/00000542-198412000-00020. PMID: 6507929.*]

Honorable mention noch für die **Vertebralarterie**, die der Subclavia entspringt, hinter dem Scalenus anterior Richtung C7 läuft und dann in den Foramina transversaria der oberen Halswirbel verschwindet. Eine Punktion und folgende Dissektion wäre denkbar mit allen Folgen für die Kleinhirn- und Hirnstammperfusion. Finden wird man sie übrigens üblicherweise nur unterhalb C6/7 weil sie eben ab da in ihrem transversären/ quasi intraossären Verlauf nicht mehr dem US zugängig ist.

Die übliche **Aufklärung** wird die Ausbreitung der Par-/**Hypästhesie**n bis zum Kieferwinkel, die **Parese** des Armes, **Gefässkomplikationen**, **Nervenschäden**, **Heiserkeit** und **Sehstörungen**, ggf. die Pleurapunktion, **Infektion** und **Versagen** mit Übergang zu alternativen Varianten umfassen.

Wie punktieren wir also? Der Patient liegt in Rückenlage und schaut ein wenig zur Gegenseite. Wir stehen kopfseits mit Blickrichtung nach kaudal direkt über oder neben unserem Patienten. Nach Auffinden unseres Punktionsortes wie oben beschrieben, punktiere ich out-of-plane und bemühe mich den Katheter am Phrenicus vorbei **medial neben den Truncus medius** zu platzieren. Da sich dieser primär aus der **Wurzel C7** speist, dient uns diese als Orientierung. **Backtracing** ist auch hier das Zauberwort. Ossäre Strukturen zeigen eine Schallauslöschung, sind also dunkle Felder mit schallseitig hellem Saum. Die Nervenwurzeln laufen über die Processus transversi (Ja, U-Deklination). Nun hat der Processus transversus von **C6** eine sehr prominente anteriore Portion – das **Tuberculum anterius** oder **Tubercule de Chassaignac**. C7 wiederum hat genau dieses nicht. C6 nimmt die rundlich plumpe Nervenwurzel also "in die Zange", bei C7 liegt sie mit der Arteria vertebralis (Cave oft mit zu schwachem Signal für den Doppler!) wie auf einer Rutsche oder einem Liegestuhl. Man verzeihe mir die Idee mit dem "Mordor-zeichen", ich bin Tolkien-Fan.

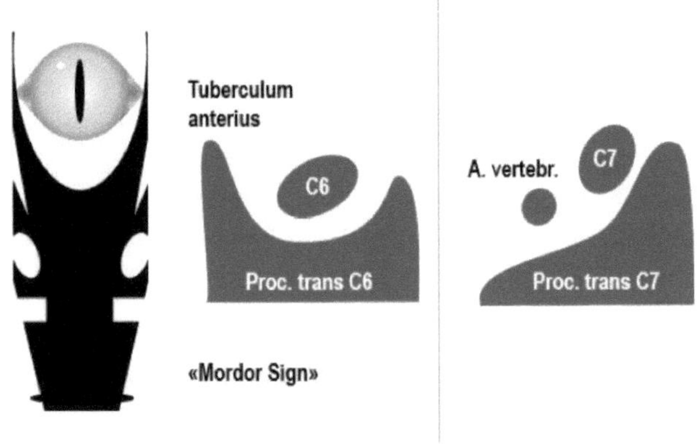

"Mordor"-Zeichen – *Nervenwurzel in der C6-Zange & C7 im Liegestuhl*

C6 Proc. transversus mit prominentem Tuberculum anterius "Chassaignac"

C7 <u>ohne</u> Tuberculum anterius

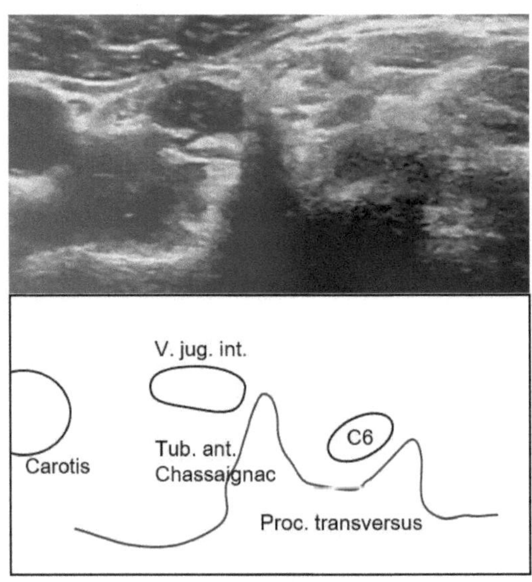

Haben wir die Nervenwurzel einmal gefunden, verfolgen wir sie zum Punktionsort zurück und finden unseren Kathetereintrittspunkt etwas medial der Trunci, wo wir ein kleines 3-5(-10) ml Depot setzen und danach ggf. unseren Katheter einlegen PS Beim Vorschieben Spitze + 3 cm reicht! Eine Kontrolle der Katheterlage mittels Ultraschalls und Nachverfolgungstechnik (Doppelkontur des Katheters!) oder Hydrodissektionstechnik ("Da geht`s auf!") bietet sich an.

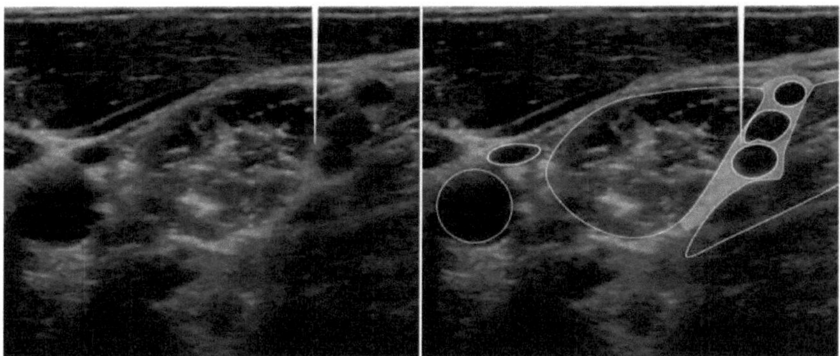

Zum Befestigen benutzen wir übrigens Griplock-Pflaster und Tegadermfolie, so dass man die Einstichstelle auch an Tag 4 noch beurteilen kann. Das "Schweineschwänzchen" dient als Schutz/ Reserve vor zu früher Katheterdislokation.

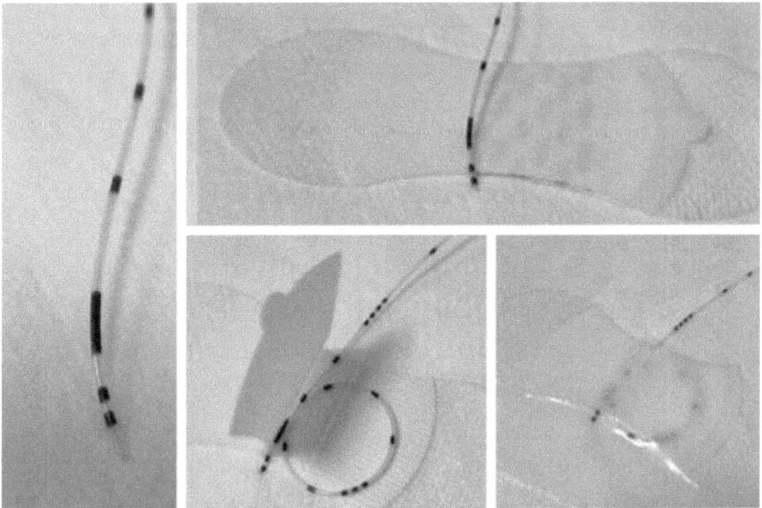

Nervus phrenicus beim ISK...

Hier nochmal eine Darstellung des Nervus phrenicus auf der Vorderfläche des
M. scalenus anterior wie wir ihn theoretisch beim ISK darstellen sollten...

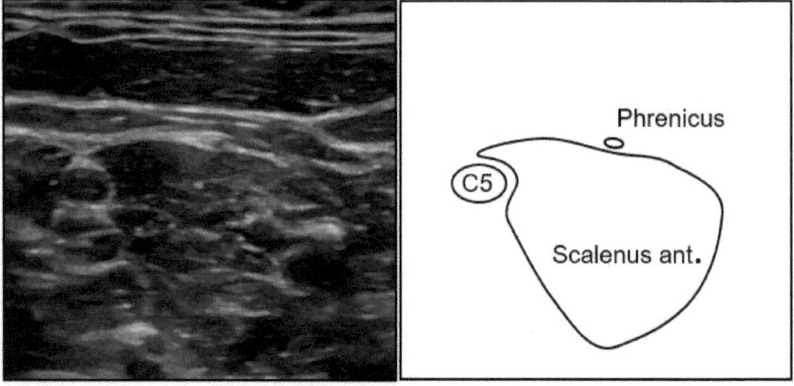

C6/ C7

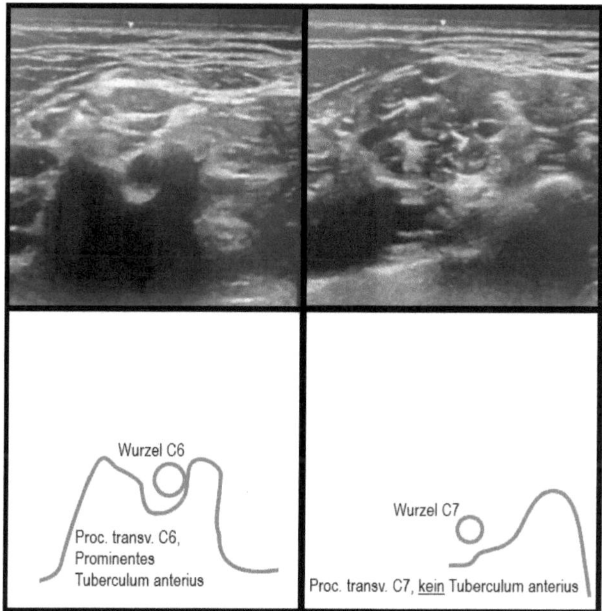

Ich bin ja ein großer Freund davon, die Anatomie zu verifizieren. Jetzt wäre es beim ISB ganz nett zu wissen, welche Fasern man da grade torpediert, oder? Das Geheimnis ist mal wieder keines: backtracing! Hier nun entlang der Wurzeln C5 bis C7, ggf. schafft man auch mal noch C4 und wer sich echt Mühe gibt, findet auch noch C3 in seiner Transversumgabel. Woran erkennen wir C6 und C7? An ihren anatomischen Abweichungen!

Wir sehen die dicke gabelförmige Schallauslöschung des Processus transversus von C6 mit seinem prominenten Tuberculum anterius. In der Gabel kommt die Nervenwurzel C6 zu liegen. C7 gleicht einer sesselförmigen Schallauslöschung (da das Anterius fehlt) auf der die Nervenwurzel C7 liegt. Die Nervenverläufe lassen sich bis in die interskalenäre Position verfolgen, wo wir unser Depot an Lokalanästhetikum oder unseren Katheter etwa bei C5/6 platzieren wollen…

Nervus supraclavicularis & supraclaviculäre Plexusanästhesie – Confusio supraclavicularis

Wollen wir zur perioperativen Analgesie bei Schultereingriffen mittels Ultraschalls, Nadel und Katheter tätig werden, dann legen wir typischerweise einen Interskalenärkatheter, ggf. reicht auch nur der single shot. Tatsächlich würde das betreffende Ausbreitungsgebiet für eine Operation in reiner Regionalanästhesie nicht ausreichen, da das Akromion und das Hautareal über dem Deltoideus zum Teil von einem Nerven aus dem Plexus cervicalis bedient wird – dem **Nervus supraclavicularis**, bzw. den drei Nervi supraclaviculares anterior, intermedius und posterior. Nun gibt es eine sprachliche Ungenauigkeit, die bezüglich der notwendigen Blockaden zu einer gewissen Begriffsverwirrung führt – eben die Confusio supraclavicularis.

Zunächst geht es um den Plexus brachialis – diesen können wir an verschiedenen Stellen anästhesieren – u.a. eben interskalenär, supra- und infraclaviculär, axillär oder in den Einzelnerven auch peripher. Supra- und infraclaviculär bezieht sich nun einzig und allein auf den Punktionsort in Beziehung zur Clavicula – **Supraclaviculäre Plexusblockade meint eine** supraclaviculär – also **oberhalb der Clavicula gestochene Blockade des Plexus brachialis.**

Der **Nervus supraclavicularis** (genaugenommen drei Äste anterior, posterior und intermedius), der eben zusätzlich sensibel das Hautareal über dem Deltoideus versorgt, wäre von einer solchen interskalenären Blockade NICHT betroffen. Der Nervus supraclavicularis gehört zum **Plexus cervicalis**, speist sich aus **C3 und C4** und tritt **am Hinterrand des Sternocleidomastoideus** zusammen mit **Auricularis magnus, Occipitalis minor und Transversus colli** durch ein sogenanntes **Punctum nervosum** durch die Faszie in die Subcutis ein. Der kaliberstärkste der drei Nerven – passenderweise Auricularis magnus genannt – lässt sich mit hochauflösenden Ultraschallgeräten meist gut als hypoechogenes Oval bei seinem Umschlag entlang der Hinterkante des Sternocleidomastoideus und dem folgenden Durchtritt in die Tiefe verfolgen. 2-3 ml LA an dieser Stelle und die Operation ließe sich nun auch als reine Regionale zusammen mit dem ISK/IS-SS durchführen. Transversus colli und Supraclavicularis sind schwierig darzustellen, werden aber zuverlässig mitbetäubt. In der Aufklärung sollte aber erwähnt werden, dass die sich ergebende Anästhesie Ohr und Hinterhaupt mitumfasst.

Übrigens, dann gäbe es noch den N. suprascapularis, der läuft auf der Spina durch die gleichnamige Inzisur zu Supra- und Infraspinatus und Gelenkkapsel der Schulter, gehört aber als häufiges Engpasssyndrom wie der Axillaris zum Handwerkszeug der Fortgeschrittenen.

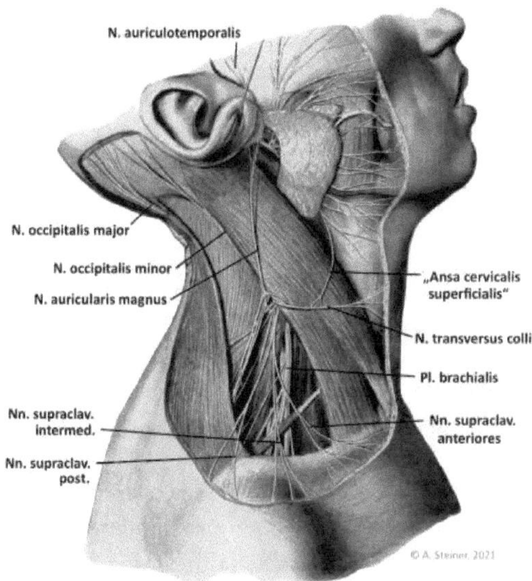

Warum diese Geschichte. Ein Kollege erwähnte, er wolle eine Schulter mittels der Kombination aus interskalenärer und supraclaviculärer Blockade betäuben. Da hieße nun aber die Nerven des Plexus brachialis an zwei aufeinander folgenden Stellen – einmal interskalenär und einmal oberhalb der Clavicula – zu betäuben. Was nicht funktioniert, weil eben der relevante Nervus supraclavicularis aus dem Plexus brachialis hierbei nicht erreicht wird und entsprechend ein Schnitt im Bereich oberhalb des Deltoideus weiterhin fleißig nach zentral als Aua gemeldet wir. Nur die Kombi aus interskalenärer Blockade und LA im Bereich des erwähnten Punctum nervosum, also der Fasern der Nervi supraclaviculares bringt hier den gewünschten Erfolg.

supraclaviculäre Blockade ≠ Blockade des N. supraclavicularis

Ums Schlüsselbein – Supra-/ Infraclavicularblockade

<u>Supraclaviculär</u> spritzen wir für distales der Schulter am Oberarm. Der innere Oberarm fehlt (> ICBN). Wir jubeln unser LA dabei in die „pocket corner" unter die Arterie und über die erste Rippe wo die Trunci eben so rumliegen. In der Nähe sollten wir genau das Gefäßige von Arterie und Venen sowie die Pleura tunlichst zufriedenlassen. In die Trunci oder das Bündel spritzen wir eh mal nicht, gell? Neben eben! Auch vom SCB kann LA zum Phrenicus laufen. Auch der ist also keine gute Idee bei Lise Müller mit CPAP bei COPD und Zwerchfellhochstand. Und wir denken bei allen forschen Stichen: Pleura! Pleura! Pleura! Blindes Vorschieben ist ein absolutes No-Go! Katheter dislozieren hier sehr schnell.

<u>Infraclaviculäre</u> Blockade - Auch der ICB gehört zu allem unterhalb der Schulter. Hier sind wir <u>weit genug vom Phrenicus weg</u>, so dass auch der COPDler seinen Block hier kriegen kann. Auch hier geht theoretisch eine Katheteranlage. Die Pleura ist etwas weiter weg, dafür gibt`s ein engeres Stelldichein mit Arterie und Vene. Auch hier fehlt der innere Oberarm (> ICBN). Wenn wir schlecht sehen, Kopf zur Gegenseite drehen, Arm abduzieren auf 90 Grad, das streckt den Pectoralis und bringt alles etwas oberflächlicher. LA nach medial auslaufen lassen sichert die Wirkung.

Wir betrachten hier die periclaviculären Blockaden gemeinsam, letztlich entsprechen sie sich im Wesentlichen was die Ausbreitung angeht. So decken beide Verfahren den **gesamten Arm exklusive des medialen proximalen Oberarms** ab. Die Clavicula selbst und das Schulterdach sind ausgespart, der Deltoideusansatz entspricht in etwa der Grenze nach proximal.

Ausgehend von den **3 Trunci** (Tr. sup. C5/6, Tr. med. C7, Tr. inferior C8/Th1) ziehen also die Fasern **durch die Skalenuslücke mit der A. subclavia über die erste Rippe** und unter der Clavicula hindurch Richtung Axilla. Auf dem Weg dorthin liegen sie zunächst als Trunci kranial der Arterie, auf der Rippe anfangs dorsolateral, um dann als **medialer, posteriorer und lateraler Faszikel mit der Arterie** zu verlaufen, um letztlich in der proximalen Axilla in die einzelnen Nerven (Medianus/ Musculocutaneus, Radialis, Ulnaris) auszulaufen. Die Vena subclavia liegt dabei vor dem Scalenus anterior, also außerhalb der Skalenuslücke. Die Pleura befindet sich unmittelbar unterhalb der 1. Rippe in etwa 1-2 cm Tiefe. Zahlreiche Gefäße begleiten und kreuzen die Fasern gerade im Bereich der supraclaviculäre Blockade, **vordopplern (!) ist also mehr als empfohlen.**

Wir punktieren in Rückenlage, Blick leicht zur Gegenseite.

Supraclaviculär

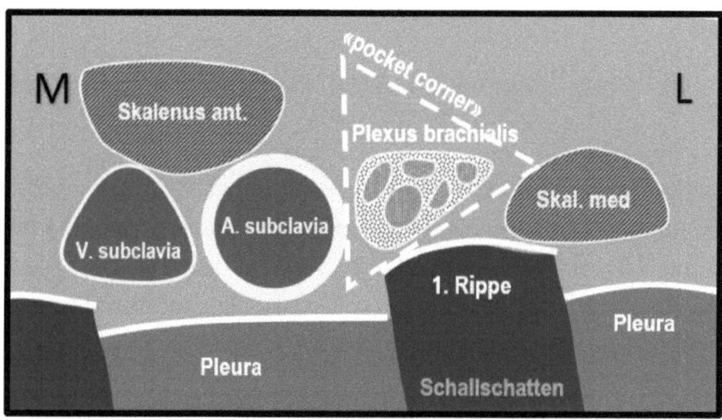

Supraclaviculär setzen wir den Linearschallkopf **parallel zur Clavicula** in die supraclaviculäre Grube, Markierung nach medial. Wir punktieren **in-plane**. Single shot von lateral, Katheter wegen des Verlaufs von medial. **Egal was Du tust – die Nadel wird immer vollständig visualisiert, die Spitze bleibt immer im Bild und weg von der Pleura!** Streng in-plane.

Wir sehen nun als pulsatile runde Struktur die **Arteria subclavia** als Leitstruktur. Medial davon die Vena subclavia. Anterior medial liegt der Skalenus anterius mit seinem Ansatz, anterior lateral folgt eine **traubige bis rundliche Ansammlung hypoechogener Strukturen, der Plexus brachialis in einer Ecke zwischen Rippe/ Pleura und Arteria,** lateral davon sehen wir Anteile des Skalenus medius. Wir sehen in der Tiefe helle Linien mit scharfen Sprüngen, als Ausdruck des Impedanzunterschiedes, die Rippe hält dabei eine Schallauslöschung, die Stufe darunter ist bereits die **Pleura! Weg davon!**

von medial stechen wir flach über die Arterie hinweg und stellen dann die Nadel leicht auf um den Katheter entlang der posterioren Anteile zu führen.

von lateral führen wir die Nadel flach auf die sog **"pocket corner"**, also die Ecke zwischen 1. Rippe und Arterie und positionieren einen tief an der Arterie liegenden Wall.

Infraclaviculär

Infraclaviculär starten wir unter der Clavicula wieder parallel und drehen nun nur den innen liegenden Teil der Sonde nach unten und außen, wir gelangen also ein eine annähernd **parasagittale** Ebene ausgehend vom distalen Drittel der Clavicula.

Je nachdem wie proximal oder distal wir schallen, sehen wir unterschiedliche Bilder.

Proximal erkennen wir sozusagen eine Fortsetzung des supraclaviculären Bildes. Die Nervenanteile liegen erneut **traubig und hypoechogen eng lateral an der Arteria axillaris**, die Vene liegt medial, darunter sehen wir die Pleura als helle Linie aufleuchten. Gedeckt wird das Ganze aber nun nicht mehr von Scaleni, sondern von Subclavius und Pectoralis major.

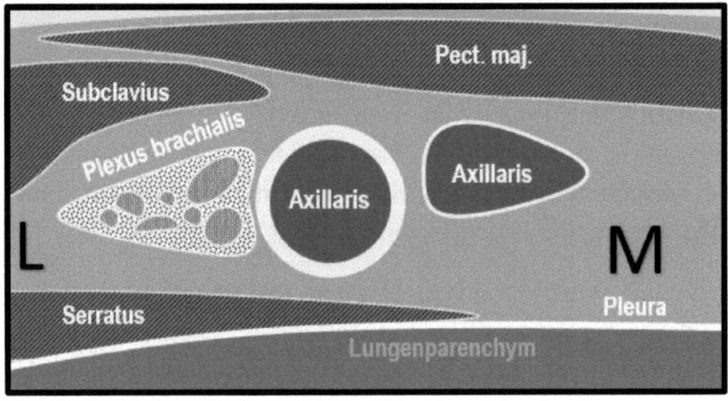

infraclaviculär proximal

Distal liegen die **Nerven** wiederum **sehr variabel um die Arteria axillaris** als Leitstruktur verteilt. Die Aufteilung in **posterioren, lateralen und medialen Faszikel** sieht man in klassischer Aufteilung selten. Oft genug ist auch hier die Visualisierung schwierig. An der Oberfläche liegen Pectoralis minor und major.

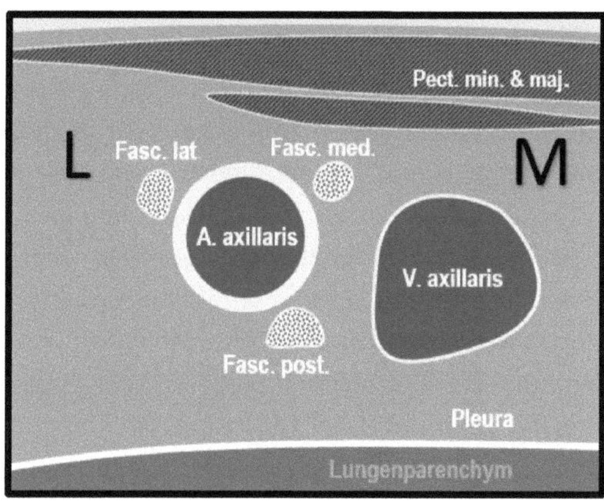

infraclaviculär distal

Hier stechen wir nun out-of-plane und von lateral für den Single shot und von medial für den Katheter aufgrund des späteren Verlaufs.

Proximal stechen wir direkt **zwischen Arterie und "Nerventraube"** und setzen ein Depot mit 10-15 ml. Wichtig ist auch die posterioren Anteile zu erreichen. Achtung, die Pleura liegt auch hier in direkter Nähe.

Distal legen wir aufgrund der schwierigen Darstellbarkeit einfach eine **Wanne oder einen Donut mit 20 ml LA um die Arteria axillaris.** Die Pleura liegt hier etwas weiter entfernt.

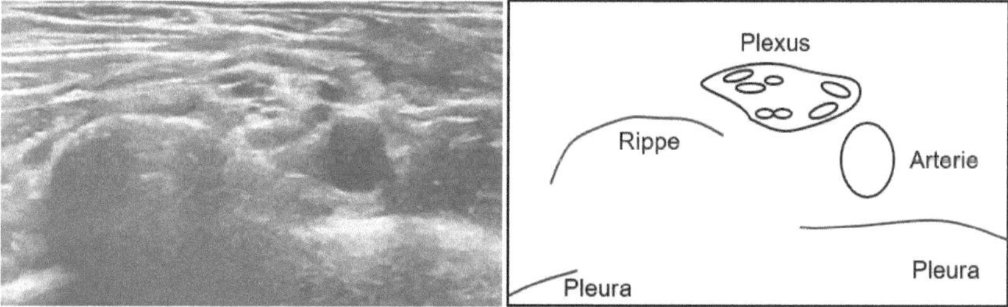

supraclaviculär, leider eignet sich der Rest meiner Anatomie nicht zur didaktisch sinnvollen Darstellung, sorry...

Ellbogennahe Blockade

Wer nun fleißig backtracing geübt hat, findet den Ulnaris auf Anhieb am medialen Oberarm proximal des Sulcus ulnaris, von wo aus wir ihn auch verfolgen
können. Der Radialis liegt proximal der lateralen Kondyle am Ellbogen zwischen
den Bäuchen von Brachioradialis und Brachialis. Den Medianus erwischen wir
proximal und medioventral der Ellbogenbeugefalte meist direkt medial der Arteria brachialis auf dem Brachioradialis und lateral des Pronator teres. Leider
ziert er sich hier ein wenig im Sinne ausgeprägter Anisotropie. Winkeln wirkt
also gelegentlich Wunder. Das Bobbelom daneben ist der Cutaneus antebrachii
medialis - wenn man ihn denn sieht. Der Musculocutaneus ist hier nur noch der
Cutaneus antebrachii lateralis und findet sich oberflächlich neben der Cepha-
lica zwischen Brachialis und Biceps am lateralen Oberarm.

Ich verzichte auf die Bildgebung, auch diese rescue-Blöcke sind was für Fortge-
schrittene.

"Handblock" – distale Nervenblockaden

Für den Mid-Forearmblock schallen wir von volarseits eben in der Mitte des Armes. Rutschen wir nach ulnar und winkeln etwas sehen wir die Arteria ulnaris
und ulnar davon den Nervus ulnaris. Dasselbe von radialseits mit Arterie und
Nerv. Beide zielen wir out-of-plane an. Den Medianus sehen wir mittig zwischen Flexores digitorum superficiales und profundus. Hier arbeiten wir out-of-
plane und von distal nach proximal. Hohe Volumina sind schwierig zwecks

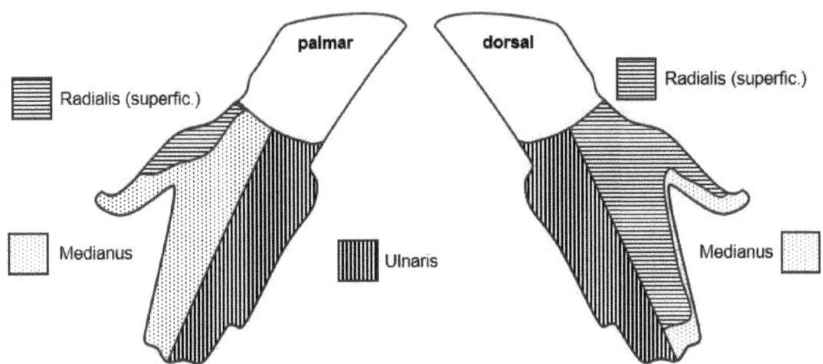

Kompartimentierung und Analgesie tut not. Wichtig ist in der richtigen Schicht
zu sein, Hydrolokalisation und Darstellung unter Injektion sind Pflicht!

Kleine Eingriffe an der Hand, auch das Carpaltunnelsyndrom, also die Spaltung des Retinaculum flexorum lassen sich bequem unter Regionalanästhesie durchführen. Oft ist der ultraschallgesteuerte axilläre Plexus Mittel der (anästhesiologischen) Wahl. Doch auch im peripheren Verlauf sind Blockaden möglich. Aufgrund des geringen Aufwands sind diese oft die Wahl der chirurgischen Kollegen. Zur Augmentation eines inkompletten axillären Plexus helfen sie die Intubationsnarkose zu vermeiden!

Anatomisch identifizieren wir:

- M. flexor carpi radialis (FCR)
- M. palmaris longus (PL) (tritt hervor, wenn man Mittelfinger und Daumen zusammenbringt und das Handgelenk beugt!)
- M. flexor carpi ulnaris (FCU) (ulnare Begrenzung der Ulnarisrinne)
- Aa. radialis (RA) et ulnaris (UA)
- Tabatière

Wir erreichen...

- ...die Hautäste des N. radialis als Intumeszenzblock (Subkutanblock) um die Tabatière
- ...den N. medianus zwischen den Sehnen von Mm. flexor carpi radialis und palmaris longus unter der Faszie ("Klick") – Achtung, der Medianus verzeiht Parästhesien schlecht! Auch hohe Volumen können angesichts des engen Raumes unter dem Retinaculum problematisch sein!
- ...den N. ulnaris zwischen A. ulnaris und der Sehne des M. flexor carpi ulnaris.

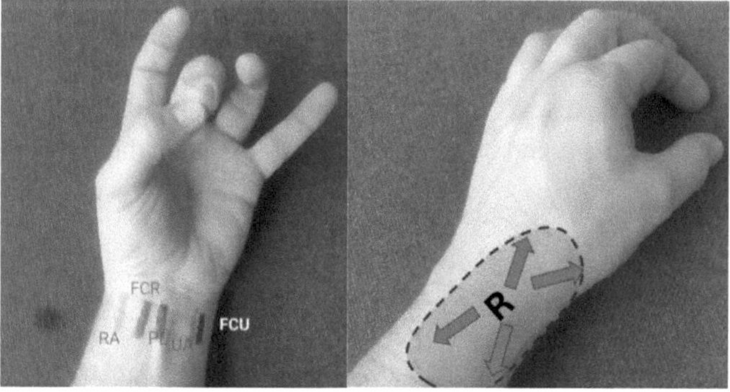

Nervus femoralis

Der Femoralisblock ist meist der erste Kontakt mit der US-gesteuerten Nerven-
blockade und unser liebster Freund für Hüft- und Knieschmerz nach OP oder
Verletzung. In Kombination mit dem distalen Ischiadicus erlaubt er die OP,
wenn das Risikoprofil zur Unterschenkelamputation eine Vollnarkose nicht
mehr zulässt. Blöd nur, dass der Quadriceps ausfällt, was die Frühmobi zum
Sturzereignis machen würde. Dafür lieber den Saphenus wählen, also da, wo
die Muskelnerven schon abgegangen sind (der Nerve to vastus medalis am
Ende des Aduktorenkanals). Viel kaputtmachen kann man nicht, danebenjubeln
macht gern mal skrotale Taubheit über den Genitofemoralis, Gefässpunktion
und Nervenschaden durch blindwütiges Gestocher ohne US-Sicht lassen wir
hoffentlich eh.

Da wo er uns interessiert – nämlich 2-3 cm unterhalb des Leistenbandes läuft
der Femoralis auf dem Iliopsoas unter der Fascia iliaca und damit in der Lacuna
musculorum und NICHT in der Lacuna vasorum. An die Arterie spritzen ist also
schlicht Quatsch, ausser man zielt auf en Genitofemoralis. Der Saphenus taucht
als distaler Ast bald in die Tiefe des Adduktorenkanals mit der Femoralarterie
ab und zieht dann als medial austretender Ramus infrapatellaris zum Knie (gern
mal verletzt und zum Neurinom gemacht bei der Knie-ASK!). Dunkel erinnern
wir uns leistennah noch an IVAN – das Akronym aus dem Präptestat – Innen-
Vene-Arterie-Nerv.

Für den Patienten wählen wir eine angenehme Lagerung, da flach auf dem Rücken, gerne leicht aussenrotiert zeigt die Patella Richtung Decke. Wo der Bauch
überhängt hilft hochtapen. Wir stechen in-plane von lateral zwischen die Fas-
zienblätter der Fascia iliaca… nicht zu lateral sonst gabelt man den Cutaneus
femoris lateralis mit auf und der macht so unschöne Dysästhesien am lateralen
Oberschenkel.

Kann man sonst was kaputtmachen? Nach kranial in Bauchhöhle und Dickdarm
stechen wäre doof und deletär. Aber da muss man sich schon anstrengen… but
well, there's no body cavity a 14G needle and a strong arm can't reach. Und
das Problem sitzt ja nur allzu oft am stumpfen Ende der Nadel und sucht den
Gainknopf…

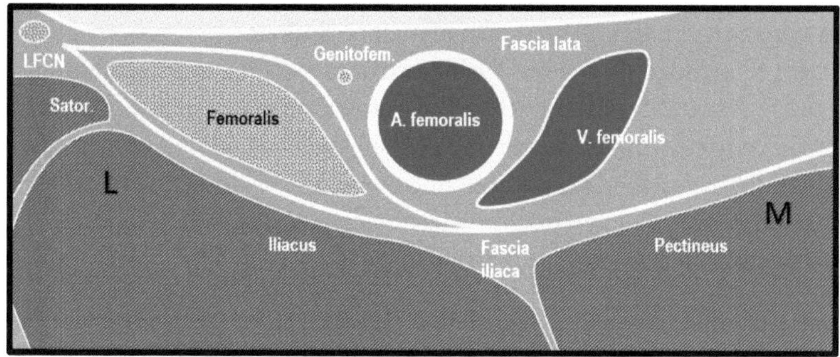

Bild zusätzlich: Genitofemoralis arteriennah und subfaszial lateral der Cutaneus femoris lateralis

Den leistennahen Verlauf des Nervus femoralis kennen wir, im Moll lernten wir in der Anatomie vor allem die Merksätze à la **"IVAN – innen Vene, Arterie, Nerv"**, das stimmt zwar heute immer noch, aber wir wollen ja immer akademischer werden, also:

Der Femoralis tritt ins Bein **unter dem Leistenband** durch die **Lacuna musculorum** ein. Er liegt also in einer anderen Faszienhülle als die Arterie, welche in der Lacuna vasorum nach peripher zieht. Dabei kommt der Femoralis aus **L1-4** und begleitet erst einmal den Psoas major/ Iliacus, den er auch innerviert.

Im Oberschenkel angelangt, verläuft er mit der Arteria femoralis nach distal durch den **Adduktorenkanal** und gibt hier Äste zu Sartorius, Pectineus und Quadriceps ab. Der letzte motorische Ast, gemeinhin als **"Nerve to Vastus medialis"** (NVM) bezeichnet geht noch im Adduktorenkanal ab, so dass eine periphere Blockade als "Saphenusblockade" die Hüftbeugung und Kniebeugung erhält, was je nach OP für die Mobilisation wichtig sein kann und eine deutliche Abnahme der Sturzneigung bedingt. Dazu gibts in Bälde wie zum <u>Fußblock</u> und dem Verlauf ab Knie eigene Artikel. Insgesamt **betäuben wir also den vorderen Oberschenkel, Unterschenkel v.a. anterior und medial, so wie den Fußrücken bis zum Großzehen**. In der Regel ist das Ganze für Eingriffe in Regionalanästhesie Teil einer Kombinationsnarkose mit einem Ischiadicusblock. In der kontinuierlichen Schmerztherapie mit Katheter z.B. bei Knieeingriffen, erfasst der Femoralkatheter nicht alle Anteile des Knies. Ggf. ist hier zusätzlich ein proximaler Ischiadikuskatheter notwendig.

Von der Punktion her bieten sich als Analogie zum klassischen Verfahren
eine **out-of-plane Punktion von distal** mit dem Nervenverlauf an oder eine **in-plane Punktion von lateral**. Will man hier einen Katheter einlegen, empfiehlt
sich **nicht zu orthogonal auf den Nerv** einzugehen, da das eine Katheterplatzie-
rung ('quer vorschieben ist schwierig') erschwert. Achtet darauf, das Depot in
die Lacuna musculorum zu setzen und nicht periarteriell, denn eben, der Femoralis läuft nicht im selben Faszienfach und ansonsten wird nur der Hoden taub
und nicht das Bein. Grundsätzlich ist eine neutrale Rückenlage, eventuell
leichte Aussenrotation in der Hüfte sinnvoll.

Um den gesamten vorderen Oberschenkel sensibel zu erfassen, muss der Cutaneus femoris lateralis zusätzlich betäubt werden.

Nervus obturatorius

Einen Nerv, der in zwei Hauptästen zwischen Muskelfaszien läuft, sollte man
doch leicht analgetisch nutzen können für Hüfte- und Knie… ja, nur dass er so-
wohl was Innervation als auch Verlauf angeht ein recht unzuverlässiger Kumpan ist… aber wozu hat man schliesslich den Ultraschall…

Dazu muss man sich nun wieder der Muskelanatomie zuwenden. Erstmal flitzt
der Obturatorius durchs gleichklingende Foramen… das ist Loch medial des
Hüftgelenks aus Scham- und Sitzbein. Da liegt erstmal der Musculus pectineus
und der zum Schenkelhals ziehende Obturator externus, Richtung Knie folgen
der Reihe nach Adduktor longus, brevis und magnus, die sich letztlich auch von
oberflächlich zu tief so schichten, soll heissen oberflächlich liegt der Longus,
darunter der Brevis, dann folgt der Magnus… unsere Nervenäste drapieren sich
nun an den Brevis in den Fasciendopplungen. Gibt man sich etwas Mühe und
kippt den Schallkopf parallel zum Leistenband kann man den Konfluens der anterioren und posterioren Äste des Obturatorius etwa auf Höhe des Pectineus
auf dem Obturator externus und mit etwas Schambeinastanteil laterodorsal
darstellen.

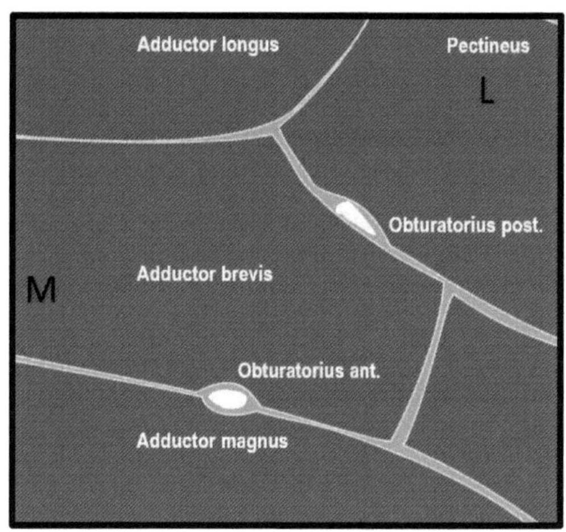

Der Herr O. stammt primär mal aus den Segmenten L2-4 und versorgt v.a. motorisch die **Adduktoren**, sensibel das **Hüftgelenk**. Er verläuft dabei in abdomine über den Iliacus an der Darmbeinschaufel neben der Blase ins kleine Becken und durch das Foramen obturatorium. Hier tritt er unter dem Ramus superior ossis pubis etwa 2 cm lateral vom Tuberculum pubicum in den medialen Oberschenkel unter Pectineus und über dem Obturator externus ein.

Hier gibt es innerhalb weniger Zentimeter 2 Hauptäste innerhalb der Adduktoren: der anteriore Ast zwischen Longus und brevis, der posteriore Ast zwischen Brevis und magnus. Nah dem Tuberculum pubicum hat oft die Aufteilung noch nicht stattgefunden. In der Schichtung sehen wir einfach ein dreistreifiges Muskelband (Magnus, Brevis, Longus) dazwischen die beiden Äste) Die Hydrodissektion erleichtert hier das Vorgehen.

Sehr **proximal** schallen wir lateral vom Tuberculum pubicum. Hier hat noch keine Aufteilung stattgefunden. Wir schauen auf Knochen medial (Ramus superior ossis pubis) und darunter **oberflächlich der Pectineus und darunter der Obturator externus**. Zwischen diesen beiden liegt der Obturatorius in 3-4 cm Tiefe. Lateral findet sich die V. femoralis.

Sensibel versorgt der Obturatorius das Hüftgelenk. Aufgrund der anatomischen Lage zum OP-Feld nutzt man ihn aber für Hüfteingriffe selten. In der Urologie verhindert seine Blockade jedoch, dass beim Kautern an der Seitenwand der

Blase, in deren Nähe er verläuft, die Knie des Patienten adduktorengetrieben den Urologen in die Zange nehmen.

Früher war die Femoralblockade als 3-in-1-Block bekannt. Man flutete das femorale Dreieck mit LA und hoffte Femoralis, Cutfemlat und Obturatorius zu betäuben, was v.a. für den Cutfemlat nur mäßig (also nicht) gelang. Formal ist 3-in-1-Block also nicht richtig.

Verborgenes (Saphenusblockade)

Angeblich stammt ja saphenus vom arabischen safin und bedeutet verborgen. Anatomisch ist das ganze ja nun nicht so abwegig, verläuft der **Nervus saphenus** doch als terminal sensorischer Ast des N. femoralis (**L1-L4**) nach dessen Durchtritt durch die Lacuna musculorum teilweise vom Sartorius verdeckt im Adduktorenkanal nach lateral, bevor er kurz oberhalb des Knies nach subkutan wechselt und über den medialen Femurkondylus entlang der Tibia zum medialen OSG und Fußrand zieht.

Von der Funktion her bedient unser nerviger Freund den **Quadriceps femoris** und den **Sartorius** motorisch und sensorisch die **medialen Anteile** von distalem Oberschenkel, **Unterschenkel und Fuß**.

Für Eingriffe an USG/OSG, Vorfuß, für Amputationen und ähnliche Eingriffe werden femorale und Saphenusblockade **oft mit proximaler Ischiadicus- oder Poplitealblockade kombiniert.**

Wir wollen uns jetzt mit der Saphenusblockade beschäftigen. Die technisch einfachere Femoralblockade hat den Nachteil, dass sie neben der Sensorik der Peripherie auch die Muskelfunktion des Quadriceps ausschaltet, was gerade bei Kathetertechniken im Rahmen von Knie-TEP oder OSG-Prothesen der sinnvollen Mobilisation im Rahmen der Physiotherapie ja eher abträglich ist. **Der Zielort für unsere rein sensorische Saphenusblockade ist also der Punkt an dem die Äste zu Sartorius und den Vasti bereits abgegangen sind.** Adduktorkanalblock und Saphenusblockade sind daher auch eher nicht synonym, da besagte Äste im distalen Drittel des Akkutorkanals abgehen und somit mit den höheren Volumina des Adduktorkanalblocks auch zügig ins sensorische Nirvana schwimmen.

Ich denke wir sind uns einig, dass der Ultraschall uns das ganze beträchtlich vereinfacht und deshalb wollen wir uns damit ein paar Dinge vergegenwärtigen.

Zunächst liegt unser Patient auf dem Rücken, das zu punktierende Bein etwas angezogen und außenrotiert, ein stabiles Kissen hilft. Wir tun das um nachher Platz für die von medial kommende Kanüle zu haben.

Nun setzen wir unseren Linearschallkopf unterhalb des Leistenbandes auf und sehen hoffentlich eine rundliche Struktur, die wir aufgrund der Pulsation als Arteria femoralis identifizieren. Der N. femoralis zieht nun durch die Lacuna musculorum und läuft dabei in enger Beziehung mit den Gefäßen lateralseits derselben nach distal ("IVAN" innen Vene Arterie Nerv, wir erinnern uns an den Moll). Was wir also sehen ist die Arteria femoralis, medial und/ oder dorsal davon die komprimible Vena femoralis und den meist dreieckigen Nervus femoralis.

Proximal unterhalb des Leistenbandes: IVAN innen Vene Arterie Nerv

Nun gleiten wir nach distal. Von lateral kommt nun eine trapezoide subkutane Struktur ins Bild, die sich zunehmend direkt über die Arterie legt. Die Struktur ist der Sartorius auf seinem Weg von der Spina iliaca anterior superior zur proximalen medialen Tibia. Gedeckt vom Sartorius zieht nämlich der Nervus saphenus mit der Arteria femoralis nach distal. Hier bewegen wir uns nun also in den Adduktorenkanal, heisst in unserem Bild liegt direkt subkutan der Sartorius, darunter erkennen wir die Arteria femoralis, meist darunter wiederum die V. femoralis. Der Saphenus ist nun beträchtlich dünner als kleine rundliche Struktur direkt lateral der Arterie zu erkennen. Es ergibt sich ein "fatty triangle" mit dem Gefäß-/Nervenbündel in der Mitte, medial liegt der Adduktor magnus oder longus je nach Höhe, lateral der Vastus medialis.

Da wo wir hinwollen ist der motorische Ast des Saphenus zum Vastus medialis bereits abgegangen. Diese Stelle liegt in anatomischem Bezug zum Abtauchen der Arteria femoralis durch den Adduktor magnus Richtung Kniekehle. Ungünstiger Weise liegt hier auch der **Abgang der Arteria descendens genus** (engl. descending geniculate artery), welche man gerne mal aus Versehen punktiert – Dopplern hilft. Ehrlicherweise ist für den Wald- und Wiesenanästhesisten der Saphenus, der hier nun zur medialen Oberfläche des Knies nach subkutan aufsteigt schwer zu visualisieren. Aber, da er sich bis an diesen Punkt in direkter lateraler Nachbarschaft zur Arteria femoralis befindet, machen wir uns das folgendermaßen zunutze:

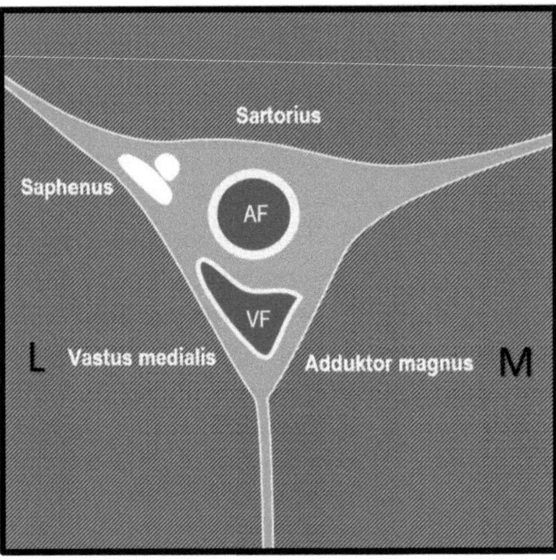

Adduktorenkanal: "fatty triangle" Nerv lateral der Arterie, beide über Vene, darum Vastus medialis, Adduktoren und Sartorius

Saphenusblockade nach Abgang des Nerve to vastus medialis (NVM):

- Aufsetzen des Schallkopfes leicht medial der Mittellinie im Übergang von mittlerem zu distalem Oberschenkeldrittel.
- Gleiten nach medial über den Vastus medialis bis an der Oberfläche der Sartorius und darunter die Arteria femoralis ins Bild kommen.
- Entlang der Arterie nach distal gleiten, bis diese nach dorsal abtaucht.
- In die noch bestehende Bindegewebsschicht aus der gerade die Arterie nach distal abgetaucht ist, injizieren wir 5-10 ml unseres Lokalanästhetikums direkt lateral der Arterie. Wir stechen dabei in der Regel von medial nach lateral. Cave: Die Arteria descendens genus wird hier gern punktiert – dopplern oder aspirieren!

Einfach, gell.

Cutaneus femoris lateralis

LFCN – zwischen Tensor lateral und Sartorius medial etwa 2-3 cm unterhalb der Spina iliaca anterior superior fristet dieser rein sensorische Freund sein Dasein. Eines der häufigeren Engpasssyndrome, nämlich unter dem Leistenband, das er lateral unterkreuzt – die Meralgia paraesthetica – macht ihn dem Schmerztherapeuten einen Begriff. Gestochen wird von lateral in-plane – rein durch Haut und Bindegewebe.

Der kleine Kumpan, der für die **Meralgia paraesthetica** verantwortlich zeichnet ist ein **rein sensorisch**er Nerv. Er entstammt **L2 und 3** und schlüpft nach seinem Weg entlang von Psoas und Iliacus (also wesentlich laterokranialer an der Darmbeinschaufel als der Rest!) **unter dem Leistenband zwischen Fascia lata und iliaca** sehr lateral an der **Spina iliaca anterior** superior in den uns per Schall zugänglichen Bereich. Hier liegt er oberhalb des Sartoriusansatzes etwa bei 1 cm Tiefe recht oberflächlich. Sein Verlauf ist variantenreich, er landet aber auf seinem Weg zum **lateralen Oberschenkel** den er sensorisch versorgt etwas kaudal der Spina **zwischen Tensor fascia lata und Sartorius.** Aufgrund der Zahl-reichen Durchtritte und Unterläufe ist der LFCN (für die Nichtabbreviaten unter euch "lateral femoral cutaneous nerve") mit einer der häufigsten Nerven, wenn es um Engpasssyndrome geht. Hier findet sich unser Ansatz dann **v.a. schmerz-therapeutisch.** Isoliert im Sinne einer Regionalblockade für Eingriffe am Ober-schenkel werden wir ihn kaum blockieren, aber z.B. **in Kombi mit Isch/Fem** um eine **Oberschenkelblutsperre** erträglich zu machen. Wer ihn nicht findet, lässt den Patienten das gestreckte Bein von der Oberfläche abheben… wenig Biop-ren, also postgustatorisches Bindegewebsplus vorausgesetzt, liegt der LFCN in der sich aus gespanntem Tensor und gespanntem Sartorius ergebenden Rinne.

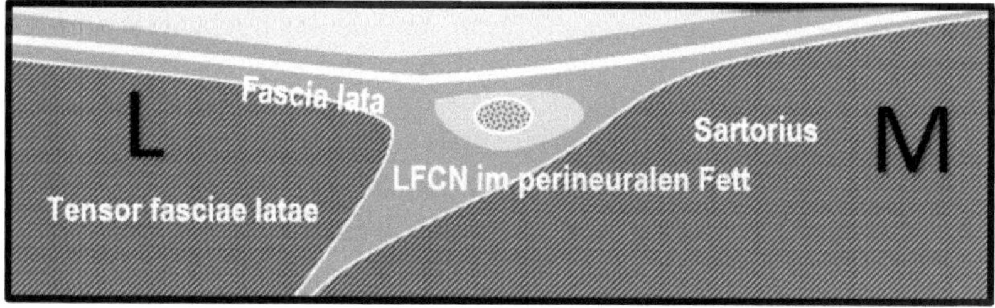

So, wie finden wir das Teilchen? Da der Verlauf oft atypisch ist, brauchen wir ein Fixum, das ist der erwähnte Verlauf etwas distal der Crista iliaca anterior superior und zwischen Tensor und Sartorius. Wir setzen also den

Schallkopf **etwa 4 cm unter der Crista auf dem Tensor** auf und fahren nach medial, bis der **Sartorius** ins Bild rutscht. Hier suchen wir uns nun gleich ein **"helles Auge"**, heisst, der LFCN ist ein hyperechogener etwa 2-3 mm messender rundlicher Punkt in einem etwas dunkleren Fettsaum, der wie ein Auge imponiert. Ggf. muss man entlang des gemeinsamen Verlaufs von Tensor und Sartorius etwas suchen, grundsätzlich **empfiehlt sich der proximalst mögliche Blockadepunkt** wegen der zahlreichen Ästchen. Ach ja, Rückenlage, in- oder out-of-plane und wenige 0,.. Milliliter reichen!

Pain in the... – proximaler Ischiadicusblock

Wie bei Femoralis und Saphenus schon erwähnt, ist in Kombination mit der Ischiadikusblockade der Unterschenkel/ Fuss unser Ziel.

Unser Ziel liegt hier sehr tief, egal ob parasakral, gluteal oder subgluteal, es braucht einen Sektorschallkopf. Nur bei sehr schlanken ginge der Linearschallkopf. Ich habe wenig gute Erfahrung mit einem Zugang von anterior (so von wegen blinder Tiefen und Gefässpunktion) weshalb ich von dorsal herangehe. Für alle Zugänge gilt es zu dopplern, gerade proximal gibt es einige unschöne Gefässe, die man nicht eben selten übersieht und perforiert. Da ich je nach Ernährungsgrad unterschiedlich weite Strecken habe, suche ich den oberflächlichsten also gluteal bis subglutealen Zugang. Hier liegt der Ischiadicus unter Gluteus maximus auf dem Quadratus femoris oder Adduktor magnus (je nachdem wie proximal wir sind!) lateral sehen wir allenfalls etwas Trochanter (mit Biceps femoris Anteilen), medial Tuber ischiadicum... auf deren Verbindungslinie suchen wir unseren weisslich hyperechogenen Freund, der hier noch wesentlich weniger Anisotropie zeigt wie distal, aber dennoch schwierig zu sehen sein kann.

So, das ist mit weitem Abstand einer der Blöcke, die ich am wenigsten mag. Weder von **ventral**, noch von **dorsal**. Zunächst ist es mit Abstand der **invasivste Block (rel. KI OAK!)**, egal ob wir von vorne einmal quer durch den Oberschenkel mit der Adduktorenloge und den Femoralgefäßen jubeln – was man übrigens bis auf die Vermeidung der Femoralgefäßen schwierig mit Ultraschall überwachen kann, oder ob wir von dorsal einmal fleißig quer durchs Popöchen stechen. Nun, wie gesagt... Pain in the a... nicht mein Lieblingsblock. Wir betrachten hier die **dorsale Punktionstechnik**.

Tief heisst für uns also v.a. Curved array – wir nehmen den Abdominalschallkopf mit 5,5 Hz, der Linearfreund bleibt im Halter. Der Ischiadicus ist der stärkste Nerv des menschlichen Körpers und kommt aus den Segmenten L4/5 bis S1-3. Heisst, wir haben einen recht weiten flächigen Zulauf über das Sakrum und vor dem Piriformis. Durch das Foramen infrapiriforme tritt er (u.a. mit A/V pudenda) dann unter dem Piriforme nach dorsal in den hinteren Oberschenkel. Er überläuft dabei bedeckt vom Gluteus maximus von kranial nach kaudal den Gemellus superior, den Obturator internus, Gemellus inferior und Quadratus femoris. Die erwähnte Arterie begleitet ihn dabei medialseits.

Gelagert wird in Seitenlage und Hüftflexion. Wir schallen ein wenig vor uns hin. Zunächst nochmal der Ischiadikus ändert im Verlauf seine Form: initial flach und breit, subgluteal dreieckig, im proximalen Oberschenkel oval, dann im weiteren Verlauf rundlich, bis er sich popliteal wieder teilt. Wir erinnern uns, dass er hyperechogen ist und eine starke Anisotropie aufweist. Ergo: Schallkopfwinkel ggf. ändern.

Wir beginnen proximal, lateral der Spina iliaca posterior superior auf dem Gluteus maximus. Beim Gleiten nach kaudolateral verfolgen wir den Gluteus maximus auf den darunter liegenden Piriformis. Direkt darunter zeigt sich der helle Reflex des Ischiadikus auf der lateralen Vorderfläche des Os sacrum. Sehr proximal sehen wir lateral davon noch Anteile des Os ischium. Medial begleitet den Ischiadicus ein Paket aus N/A/V pudendus/a – wir vermeiden die Punktion! Überhaupt sind hier reichlich großkalibrige Gefäße. Auch hier tut dopplern not.

Wir nähern uns unserer Punktionsstelle nach distal. Wir identifizieren nach wie vor an der Oberfläche den Gluteus maximus, der Piriformis verschwindet, so dass unser zunehmend dreieckiger bis **ovalärer Ischiadicus direkt unter dem Gluteus maximus** liegt. Lateral kommt ein heller Bogenreflex mit Schallauslöschung ins Bild, der **Trochanter major**, nach medial zeigt sich eine ähnliche Struktur, das **Tuber ischiadicum**. Unter unserem Nerven liegen (also ventralseits) je nach Höhe die o.g. Muskeln. Warum distal? Damit wir nicht mit der Nadel aus Versehen durchs Foramen ins Becken jubeln…

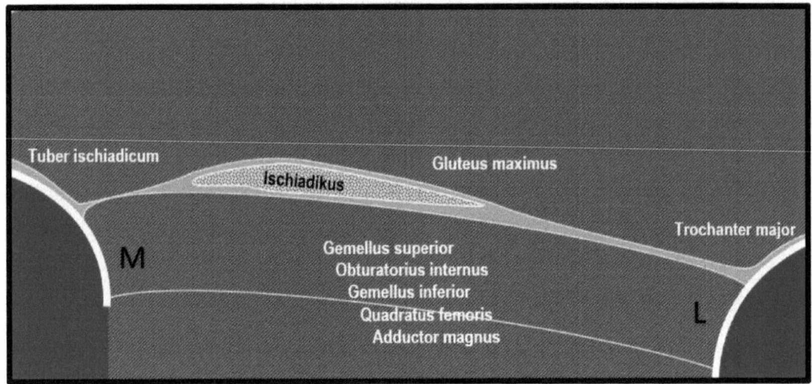

Wir punktieren **von lateral in-plane**. Vorab **dopplern** wir um Gefäße mit relevantem Kaliber zu identifizieren! Eine **intraneurale Punktion ist streng zu vermeiden**, also von den Randstrukturen her ansteuern! Auch hier eher 10-20 ml.

Poplitealblockade, distaler Ischiadicusblock

Distal ist beim Ischiadicus v.a. die Anisotropie nervig. Schön ist, man hat zwei wesentliche Zugänge: von lateral, wo man einen Katheter prima im Tractus verankern kann und von dorsal/ popliteal, wo man ausser Speck keine Gegenwehr zu erwarten hat. Wer nicht gerade direkt in Nerv, Arterie oder Vene jubelt hat wenig Probleme zu erwarten.

Anatomisch findet sich die Kulisse aus Biceps femoris lateral und Semitendinosus medial. Je näher an der Kondylenebene, desto weniger Muskelkulisse. Mehr oder minder mittig kommt der Ischiadicus hier als parallele Verläufe von Tibialis und den Peroneen daher. Letztere folgen dem Biceps femoris nach lateral Richtung Fibulaköpfchen. Der Tibialis bekommt von medial kommend Gesellschaft von Arteria und Vena poplitea. Von lateral über oder durch den Biceps kommt am wenigsten wahrscheinlich Gefäss in die Quere. Wer in-plane sticht tut gut daran die Hydrolokalisation zu nutzen und nimmt ein höheres Risiko für Direktpunktion am Nerv in Kauf. Wer von dorsal schallt und in Rückenlage von lateral sticht tut dies unter dem Tractus und über dem Biceps den man hier gut tasten kann.

Findet man übrigens dank Anisotropie den Nerv nicht, der im Schnitt etwas an eine Erdnuss in Schale erinnert, der lässt den Patienten den Fuss bewegen, da sich hierdurch die Einzelstränge gegen einander bewegen und verschieben, was gelegentlich hilfreich ist zur Lokalisation – gelesen habe ich hier schon Seesaw-Sign oder popliteal jumping… well.

Nachdem schon der Saphenus geblockt wurde und dieser typischerweise für Unterschenkeleingriffe mit Ischiadicusblockade oder -kathetern kombiniert wird, stelle ich nun also den distalen Poplitealblock vor. Dieser kann als single shot oder Kathetertechnik angelegt werden.

Also zunächst einmal, es gibt keinen Nervus popliteus. Es gibt eine Blockade des poplitealen Anteils des distalen Nervus ischiadicus.

Der Nervus ischiadicus (L4-S3) ist der dickste Nerv des Körpers, erfreulich, das macht ihn nämlich leicht auffindbar, oder? … leider nein. Er liegt nämlich in seinem Verlauf relativ tief, in weiten Bereichen unter kräftigen Muskeln und erfreut sich einer **besonders ausgeprägten Anisotropie.**

Anisotropie ist die Eigenschaft eines Nervs sich abhängig vom Einstrahlwinkel des Schalls unterschiedlich gut darzustellen. Heisst zu Deutsch, halten wir den Schallkopf falsch, sehen wir nichts oder, falls wir schon nichts sehen können kleine Abwinkelungen den Nerven plötzlich weiß aufleuchten lassen.

Aber nochmal von vorne: Im Bereich des Oberschenkels tritt der Ischiadikus durch das Foramen ischiadicum majus, genauer unter dem Musculus piriformis, also das so gebildete Foramen infrapiriforme dorsal in den Oberschenkel ein und zieht **ein wenig lateralisierend** unter der ischiocruralen Muskulatur, die er auch innerviert Richtung Kniekehle. Er unterkreuzt den Biceps femoris. **Unterhalb des Biceps femoris**, also im Übergang von mittlerem zu distalem Drittel des dorsalen Oberschenkels **teilt sich der Ischiadicus in den Fibularis communis und den Tibialisanteil.** Diese Anteile ziehen dann weiter nach distal, tibial mit der Vena saphena Richtung medialer Malleolus und zur Fußsohle und als fibularis oder peroneus communis hinter dem Fibulaköpfchen in 2 Ästen zum Fußrücken.

So weit so schön. Und wo spritzen wir nun hin und durch? Prinzipiell bietet sich ein dorsaler Zugang an, da außer Haut, Subcutis und poplitealem Fettkörper keine weiteren Strukturen zu durchstechen sind. Wir stechen tatsächlich für den distalen Ischiadicus von lateral durch den Tractus iliotibialis Richtung tibiofibularen Konfluens. Oft genug hat das angesichts kranker Patienten und Doppelpunktionen ("Ischfem") nur alltagspraktische Gründe.

Also der Patient liegt auf dem Rücken, der Unterschenkel liegt auf einem Lagerungskissen so, dass in der Hüfte und dem Knie leicht flektiert wird (Auch Beinhalter haben sich bewährt). Für unseren Schallkopf, den wir von dorsal an den Oberschenkel ranführen, haben wir so genug Platz. Unsere Nadel kommt nun von lateral durch den Tractus.

Also Schallkopf von dorsal, guter Druck, eher leicht nach lateral versetzt und etwa eine Handbreit oberhalb der Kniegelenksbeugefalte. Wir schallen leicht nach kaudal um die Anisotropie besser auszunutzen.

Was wir sehen ist etwas <u>proximal</u>er ein rundlicher und dicker Nerv, der je nach Schallwinkel hell aufleuchtet. Lateral liegt der Biceps femoris, medial der Semimembranosus/ Semitendinosus.

<u>Distal</u> kommt die Aufzweigung in Peroneus/Fibularis und Tibialis ins Bild. Wiederum liegt lateral der Biceps femoris, medial der Semimembranosus mit der in der Tiefe angelagerten A. poplitea.

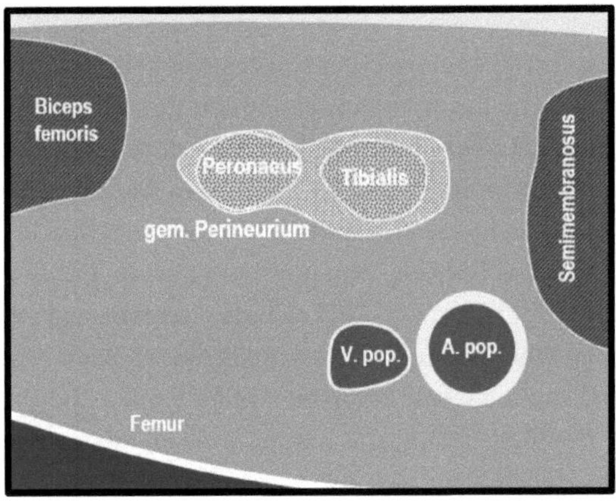

lateral———————————————medial

An sich sind Tibialis und Fibularis getrennte Nerven, die gemeinsam verlaufen. Was wir nun für den single shot suchen, ist die Stelle, wo sie noch eine gemeinsame Bindegewebehülle haben und als zwei getrennte runde Nerven imponieren. Hier umspülen wir die Nerven zirkumferentiell als "double donut sign".

Wollten wir einen Katheter einlegen würden wir den Ischiadicus proximaler umspülen und den Katheter hier hinlegen.

Nach dem Popl könnte man nun noch den Saphenus blockieren und zack schläft der gesamte Unterschenkel.

Und bevor wieder einer "Unmensch" ruft, alle Patienten bekommen 0,05-0,1 mg Fenta oder haben einen niedrig dosierten Remiperfusor laufen.

Fußblock

In einem anderen Artikel habe ich den (nicht ultraschallgestützten) Handblock abgehandelt, der oft leider von den Kollegen der Handchirurgie selbst angelegt wird, so dass wir als Anästhesisten kaum je wirklich eine Expertise entwickeln können. Dank Ultraschall und der dort möglichen Ferne zum Handgelenk mag sich das ändern. Der Fußblock hingegen fiel zumindest in meiner bisherigen Erfahrung eher in unser Aufgabengebiet. Hier nun eine einfache und zügige Version für den ambulanten Alltag. Wichtig: Diese Form ist schmerzhaft ohne zusätzliche Medikation – sei ein Mensch gib etwas Analgetisches dazu... Remi, Alfentanil...

Sensibel wird der Fuß von 5 Nerven versorgt.

- N. tibialis (N. ischiadicus) – als Nn. plantares med et lat & R. calcaneus
- N. fibularis superficialis (N. ischiadicus)
- N. fibularis profundus (N. ischiadicus)
- N. suralis (N. ischiadicus)
- N. saphenus (N. femoralis)

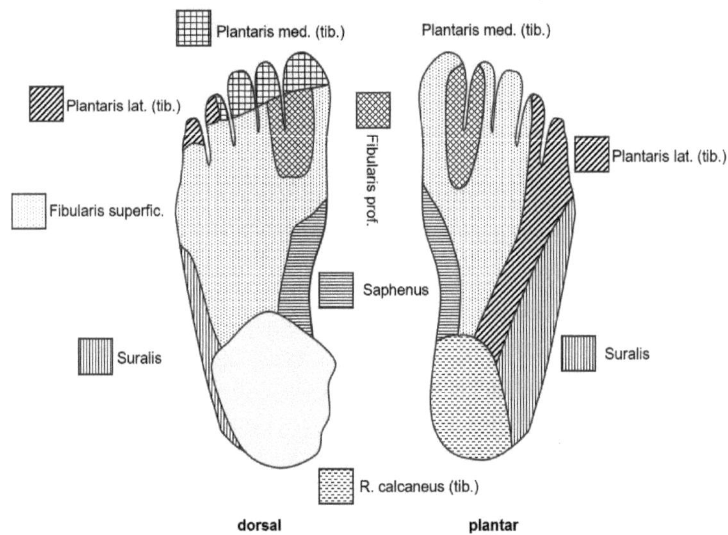

Wir merken uns:

1) der **N. tibialis versorgt** fast **die komplette Sohle** (medialer Fußrand (etwa mittleres Drittel: Saphenus, lateraler fersennaher Fußrand: Suralis)

2) Der **N. fibularis superficialis versorgt** fast **den gesamten Vorfuß** (Interdigitalraum I/II: Fibularis profundus, lateraler Sohlenrand ab der Ferse: Suralis, Innenknöchel: Saphenus)

Beim klassischen Fußblock erfolgt zunächst eine Intumeszenz-LA zirkulär subkutan oberhalb des Sprunggelenkes, wir legen sozusagen ein subkutanes LA-Band von hinter dem Außenknöchel (wo der Suralis zum lateralen Fußrand absteigt) über den Übergang von lateralem zu medialem Unterschenkel (wo der Fibularis sich verzweigt) bis zur medialen Fläche der Tibia und dem Bereich vor dem Innenknöchel (wo der Saphenus absteigt). Das ist **oft schmerzhaft**, weshalb sich eine gute Anxiolyse und ein wenig (oder auch mal etwas mehr) Remifentanil oder Fentanyl empfiehlt. Und wer länger braucht, darf auch mal an den Perfusor denken.

Dann erfolgt die tiefe Infiltration zum N. tibialis hinter und leicht oberhalb des Innenknöchels und zuletzt die tiefe Infiltration zum Fibularis profundus mit der Arteria dorsalis pedis als Leitstruktur.

Leider sind es bei dieser Technik mindestens 3 Einstiche und für den LA-Wall benötigt man größere Mengen LA.

Wer läuft wo?

- Tibialis – hinter dem Malleolus medialis tibiae durch den Tarsaltunnel zur Sohle
- Fibularis superficialis – entlang des Rists verzweigt auf dem Vorfuß
- Fibularis profundus – medial und unter der A. dorsalis pedis am Rist
- Suralis – lateral am Rand der Achillessehne hinter dem Malleolus lateralis fibulae zum lateralen Fußrand
- Saphenus – medial entlang der Tibia vor dem Innenknöchel und teilweise bis zum Großzehen.

NACHGEPLÄNKEL

Bockige Nadeln und Tiefschutz

Wer kennt das nicht? Man zielt auf eine tiefgelegene Struktur und plötzlich – weil sie sich ja so gern von hinten anschleichen – liegt da eine Arterie im Weg und man will ein wenig drüber, aber egal wie sehr man auch drückt, die Nadelspitze bewegt sich runter statt rauf.

Oder auch ein Klassiker: Die Hand zittert noch vom vorabendlichen Gelage und im Bild blitzt überall die Pleura auf, die Nadel ist kaum zu sehen und der Blick eh verschwommen. Vor dem geistigen Auge, also Ohr taucht schon das Zischen der perforierten Pleura auf. Und nun?

Also. Eine lange bewegliche, also biegsame Nadel lässt sich an der Oberfläche gut steuern. Man kann sie anheben und die Spitze senkt sich oder verschieben und die Spitze folgt. Hat man allerdings das gute Stück bis zum Ansatz im Gewebe versenkt, dann wird die Steuerung auf den ersten Blick etwas **kontraintuitiv**. Man muss sich aber nur folgendes ins Bewusstsein rufen. Das Gewebe um den Nadelschaft dient als Hypomochlion ("Umlenkrolle") um das sich die ja biegsame Nadel herumbewegt. In unseren Köpfen haben wir also sozusagen einen Ankerpunkt an dem die Nadel befestigt ist und um den sie sich herumbewegt. Was heisst das nun?

An der Oberfläche folgt die Nadel unserer Intuition der geraden Nadel und mit Anheben des Nadelendes sinkt die Nadelspitze (**Oberflächlich: Gegenläufige Nadelbewegung**).

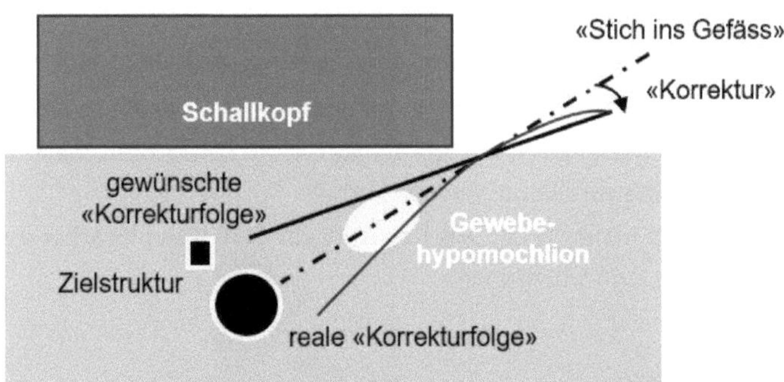

In der Tiefe biegt sich die Nadel aber um einen fiktiven Umlenkpunkt, heisst: Heben wir das Nadelende an, so heben wir oft auch die Nadelspitze!!! (**Tiefe: Gleichsinnige Bogenbewegung um Hypomochlion**).

Für das Pleuraproblem z.B. beim supraklavikulären Plexus gibt es eine ganz einfache Lösung: **Nicht Richtung Pleura stechen**. Toll gell. So banal das klingt, sucht euch die **erste Rippe als Zielstruktur**, dann zischt's nicht, sondern zwickt nur. Schutz in der Tiefe sozusagen... Tiefschutz eben.

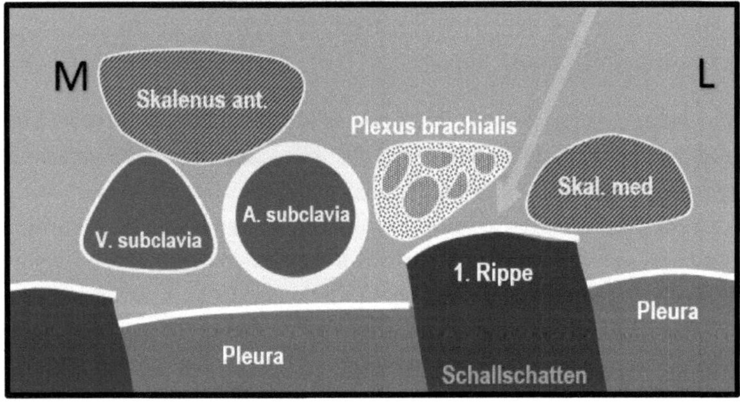

Katheter fixieren?

Irgendwie soll das Kabelgeschlonze, dessen Anlage gerade 45 Minuten gedauert hat, ja etwas länger halten, als der orthopädische Assistent abwaschen kann (und dabei mit dem Swab oder wahlweise Ellbogen, Kleinfinger, Gesäß den Katheter disloziert), weshalb wir irgendeine Art der Fixation brauchen.

Das kann man brachial mit Nadel und Faden tun, wobei man nicht selten den 20 G-Katheter abbindet oder etwas sanfter mit Klebeband oder etwas eleganter mit einem subkutanen Tunnelchen.

Klebchentechnik: Wir verwenden hierzu **Fixationspflaster** von Grip-Lok® und durchsichtige **Folienverbände**, die den Blick auf die Einstichstelle zur Infektkontrolle erlauben. Hier gibt es sicher unterschiedliche Varianten, z.B. solche mit Chlorhexidingel o.ä.. Für die meist kurze Liegezeit (max. 2 d) beschränken wir uns auf normale Folienverbände für Venenkanülen.

Der austretende Katheter wird über das Fixierpflaster geführt, auf der dafür vorgesehenen **Klebefläche** fixiert und zu einem **«Schweineschwänzchen»** aufgeringelt. Ein Deckpflaster fixiert zusätzlich. Darüber kommt dann der Folienverband. Wichtig ist, den Abstand zwischen Fixierpflaster und Einstichstelle gering zu halten (ohne zu eng zu sein), so dass Katheterbewegungen möglichst minimiert werden. Ja, und das war`s eigentlich schon...

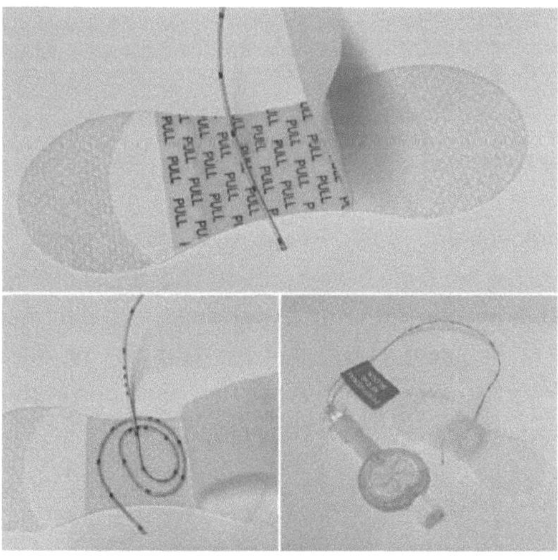

Tunneltechnik: Alles was länger liegen soll, gehört nach der Devise: „Das kann ja Eiter werden" in die Kategorie besondere Fürsorge. Das gilt für PDK wie für Schmerzkatheter. Da meist schwierig zu legen, wäre es auch schön, wenn das was liegt, auch trotz aller Sabotageakte der Kollegen von der Knochenschlosserei genau da bleibt, wo es soll. Also Hygiene, weniger Scherkräfte, höhere Verweilwahrscheinlichkeit - Die Antwort heißt "Tunneln".

Was braucht man zum Tunneln?

Die gängigen Katheter für PDK und Schmerztherapie sind 20 G Kaliber. Das heißt, sie passen durch eine 18 G Viggo (Am Übergang zum Halteteil bissel frickelig). Im sterilen Feld stechen wir mit der grünen Viggo etwa 2 bis 3 cm von der Katheteraustrittstelle ein und stechen radiär auf den Katheter zu und etwa 2 bis 3 mm vor diesem aus, ohne ihn zu verletzen.

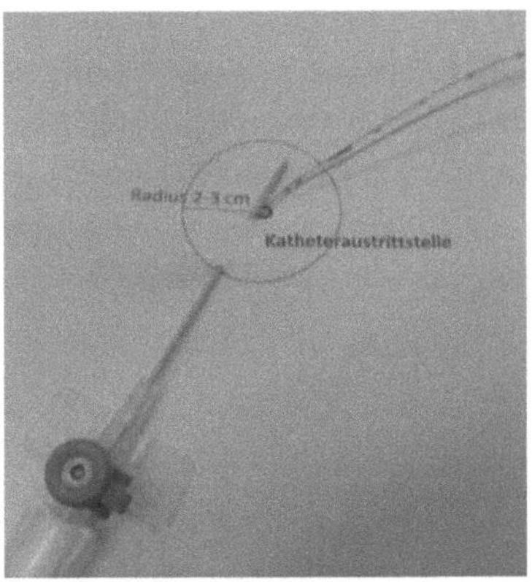

Wir ziehen die Nadel ab und fädeln – ganz wie der Piercer – unseren Katheter durch die Viggo, bis er am Ende herausschaut. Nun Viggo mit Katheter langsam zurückziehen und dabei den Katheter an der Austrittsstelle fixieren, damit er nicht herausrutscht. Sobald die Viggo aus der Haut kommt, diese vorsichtig abziehen und das freie Katheterende durchziehen ohne den in situ liegenden Teil zu ziehen. Auf Knicke und Verwindungen achten.

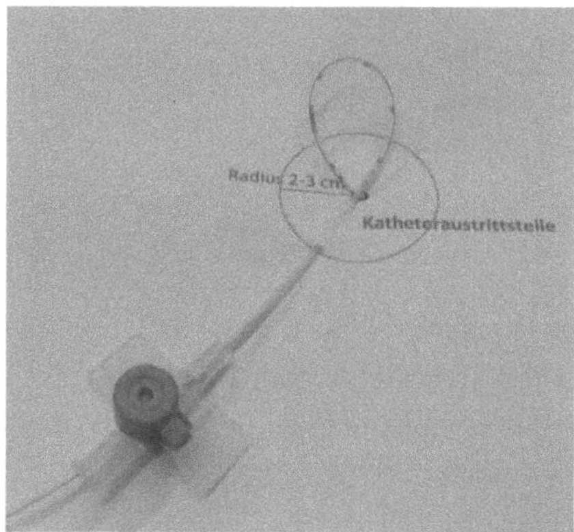

Nun an der neuen Austrittsstelle mit einem Steristrip fixieren. Eine Schlaufe legen und ebenfalls mit Steristrips fixieren. Mit einem Folienverband (mit Chlorhexidingel) o.ä. so abdecken, dass die Einstichstelle sichtbar bleibt. Fertig.

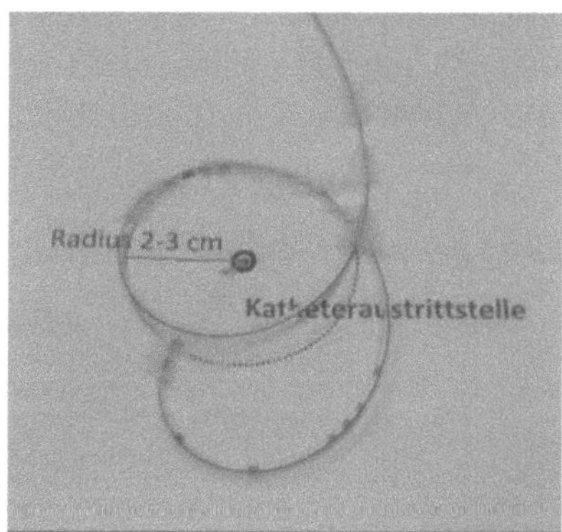

Basteln für den Nachwuchs – Ultraschallphantome

Ich wollte einen kurzen Einführungskurs zur Sonographie anbieten. In-plane, out-of-plane, etc. erläutern. Zum Üben braucht man da Gelphantome, die man für teures Geld bei entsprechenden Herstellern erwerben kann – oder man macht sich selber welche. Gesagt, getan.

Man braucht dazu pro Übungsblock:

- **80 g Gelatine** (in Platten, keine Quickfix Pulvergelatine, die besteht v.a. aus Oligofructose und wird nicht fest genug!
- 80 g reine Maisstärke
- 1200-1300 ml Wasser
- ggf. 50-100 ml Glycerin
- ggf. 50-100 ml Isopropylalkohol
- Gefäß passender Größe

Zunächst teilt man das Wasser grob zu 1/3 und 2/3 auf. In das erste Drittel legt man die Gelatine für etwa 10 Minuten zum Einweichen ein und bewegt das ganze gelegentlich, damit es gleichmäßig quillt (ich hab die 42 Platten zerbröckelt und einfach gelegentlich durchgerührt).

Die anderen 2/3 teilt man wiederum hälftig auf. In die eine Hälfte rührt man mit dem Schneebesen die Maisstärke möglichst klumpenfrei ein (also in kaltes Wasser!) und lässt sie 10 Minuten stehen, rührt dabei gelegentlich um. Die andere Hälfte Wasser kocht man auf. Dann gibt man die Maisstärkeaufschlämmung unter moderater Hitze dazu und lässt das ganze gute 15 Minuten unter dauerndem Rühren kochen. Es entsteht ein etwas zäher aber homogener Schleim. Trotzdem weiter köcheln lassen. DAUERND UMRÜHREN!

Währenddessen erwärmt man sanft (!) die Gelatine, um sie aufzulösen. Wird sie zu heiß oder kocht, wird das Ganze nachher nicht fest!

Hat die Maisstärke ausreichend gekocht, nimmt man sie vom Herd und lässt sie etwas abkühlen.

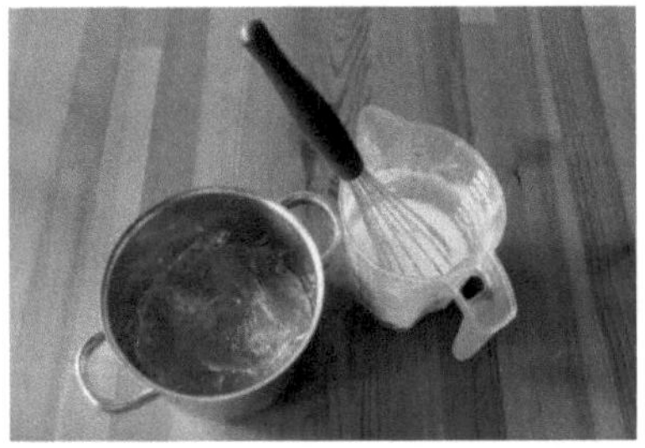

In die noch sehr warme, aber nicht heiße Maisstärke rührt man nun die angewärmte, nicht gekochte Gelatine ein. Ist das ganze homogen eingerührt, wird es noch warm in die entsprechenden Gefäße eingefüllt. Wichtig ist, das ganze etwas zu rütteln und zu klopfen, bis alle kleinen Gasbläschen, die man vorher eingerührt hat, aufgestiegen sind. Den aufgestiegenen Schaum nimmt man mit einem gefalteten Küchentuch ab, das man tangential über die Oberfläche "kämmt". Klopft man die Bläschen nicht aus und kämmt den Schaum nicht ab, hat man nachher eine miserable Bildqualität!

Man sollte Objekte (Schwämmchen, Katheter als Gefäßersatz, Oliven oder verschiedene Beeren als Punktionsobjekte) mit dem Gießen versenken.

Will man einen haltbareren Block gießen, gibt man je 50-100 ml Glycerin und Isopropylalkohol (70%) dazu, wenn man die Gelatine einrührt, die Gesamtwassermenge reduziert man dann um den Volumenbetrag der beiden Flüssigkeiten! Mit wenigen Tropfen Lebensmittelfarbe lässt sich das Ganze auch färben.

Nach Abfüllen, Klopfen und Schaumabkämmen kommen die Objekte zum gelieren für 6 h in den Kühlschrank. Fertig.

Lagern lassen sich die Phantome z.B. in Folie eingeschlagen. Ich habe sie hier in Frischhalteboxen mit Deckel gegossen, was den Transport erleichtert, aber nur eine Stichfläche zulässt. Gießt man z.B. in Milchkartons und verwendet ein Trennmittel (Silikonöl), so kann man herausnehmbare Blöcke gießen, die sich zuschneiden lassen und v.a. von 6 Seiten punktabel sind.

Zum Schallen ist als Kontaktvermittler Cutasept Spray gut möglich, ohne alles anzudauen, Wasser ist billiger aber schmierig.

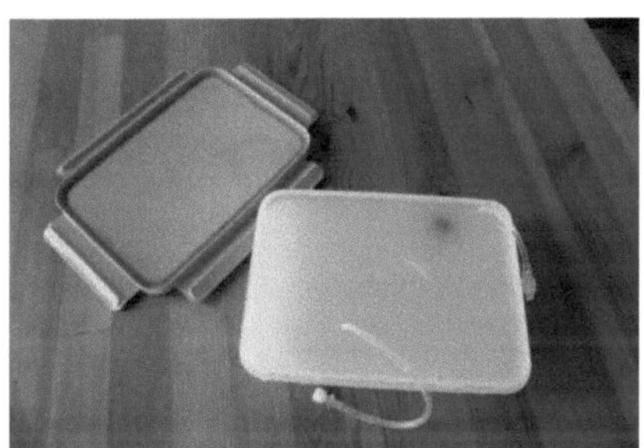
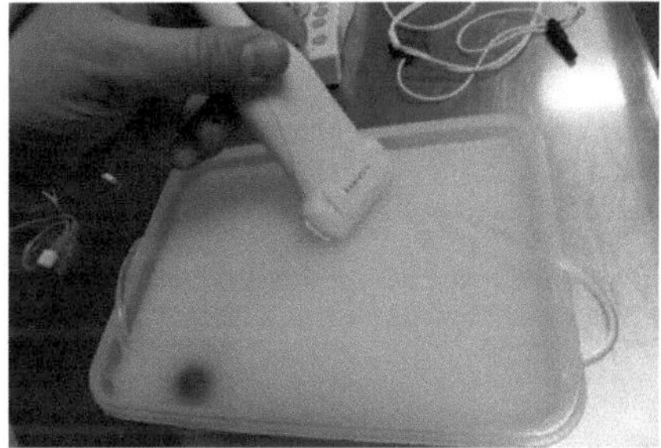

Zum Michel

Der Michel ist ein vom Alltagsgewichse der akademischen Medizin und Ihrer Protagonisten etwas ramponierter Mediziner aus der Familie der Feld-, Wald- und Wiesenanästhesisten.

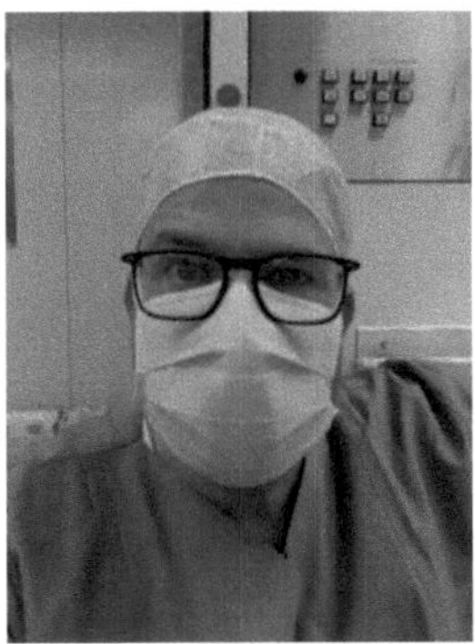

1977 im schönen Baden-Württemberg geboren trieb ihn der Helferkomplex über Zivildienst und Studium in die Medizin, wo er über X Umwege durch Chirurgie, Orthopädie, Innere Medizin, Medizinökonomie und Notfallmedizin irgendwann im schönsten Fach der Welt, der Anästhesie seine Heimat fand. Hier setzte er sich unter anderem 2 Ziele – erstens schläft kein Patient mit Angst ein, wer lacht präoxygeniert schließlich besser und zweitens wird gute Lehre ohne Repression, Herablassung und Angst gemacht.

Frei nach den ehernen Merksätzen der BOA versuchte es da einer besser zu machen, als es ihm selbst ergangen war. Die Merksätze sind:

Fähig machen statt Fertigmachen

Werde, was Dir selbst gefehlt hat.

Die Fähigkeiten der Assistenten sind direkter Spiegel der Lehrbefähigung Ihrer Ausbilder.

Der Michel ist Papa zweier Söhne, fährt und zerschraubt mit Vorliebe seine BMW R9T und ist ein Freund bier- und weinseliger ritueller Fettverbrennung, nämlich der am Grill. Beruflich bekämpft er inzwischen in der Praxis eines lieben Freundes den chronischen Schmerz. Und wen so ein Text wie dieser hier stört, der lese nochmal was zur Work/ Life-Balance und nehme sich und seinen Standesdünkel nicht so ernst.

Habt Spaß während Ihr saubere Arbeit liefert. Ernst genug ist unser Arbeitsalltag von alleine. Arschlöcher hat`s auch ohnehin schon genug. An Menschen in Weiß fehlt es oft. Und ein empathischer Mensch im weißen Kittel dient – v.a., wenn er nahbar ist und lächelt – sehr wohl der Salutogenese, zumindest vermindert er die Angst.

Passt auf Euch auf

Euer Michel

Anhang oEx

Interskalenäre Blockade

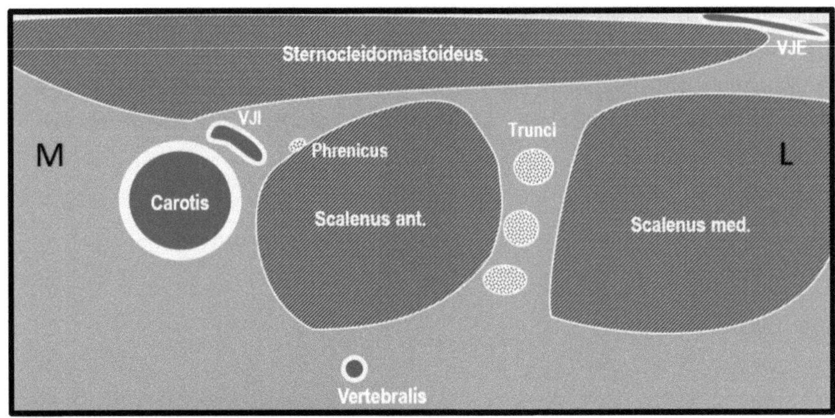

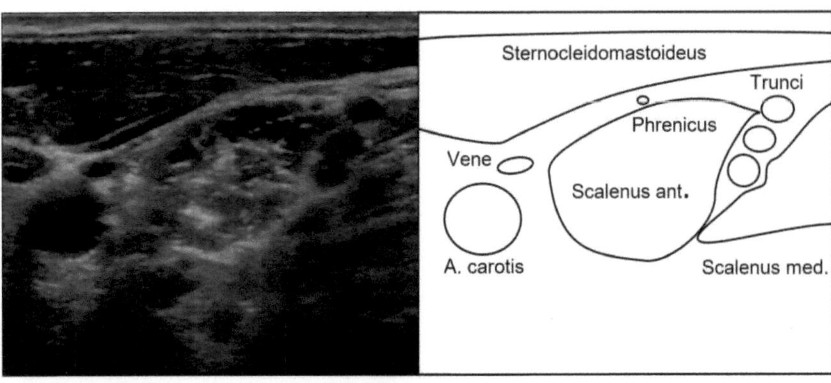

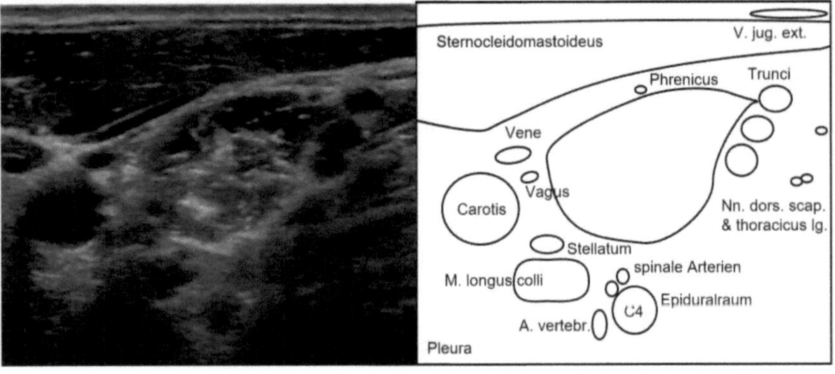

Supraclaviculäre Blockade

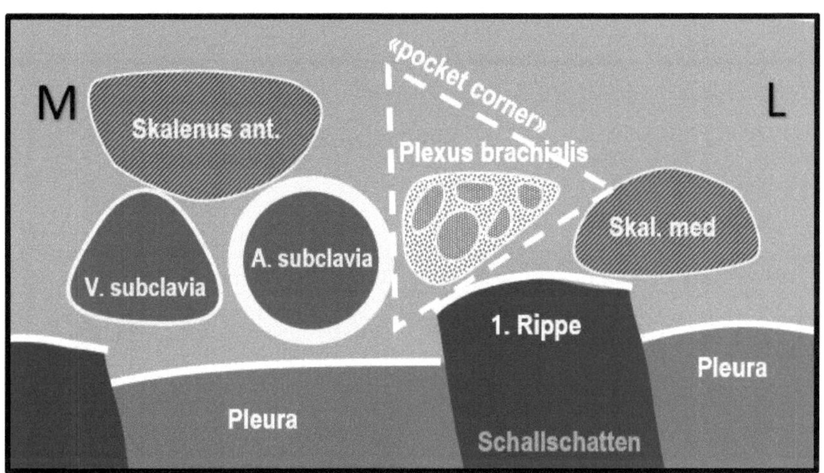

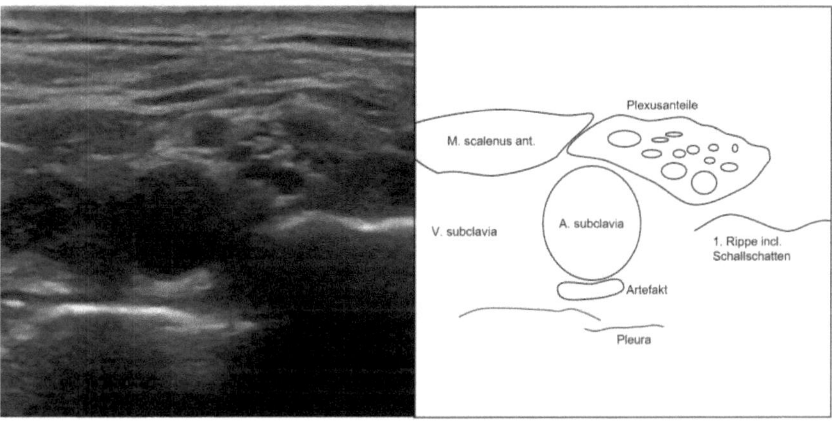

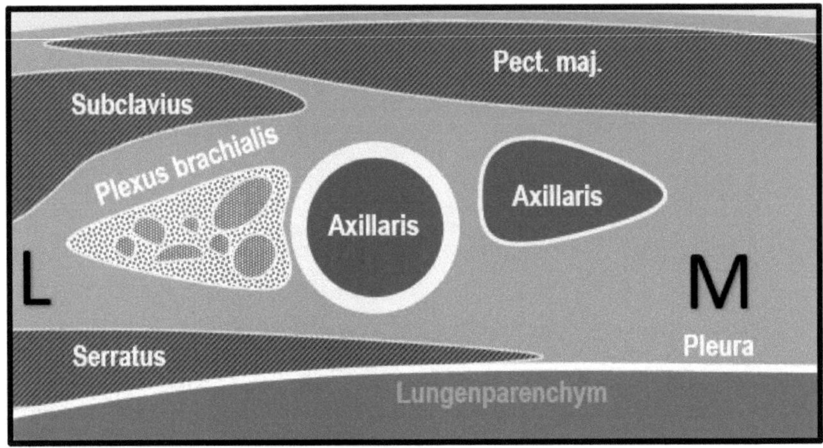

Pect. maj.
Subclavius
Plexus brachialis
Axillaris
Axillaris
L
M
Serratus
Pleura
Lungenparenchym

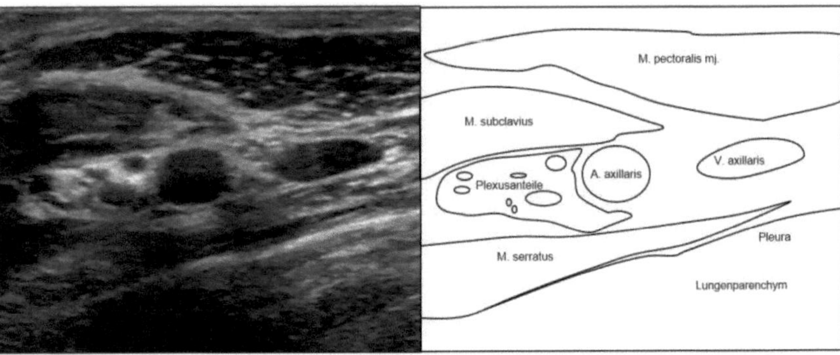

M. pectoralis mj.
M. subclavius
V. axillaris
Plexusanteile
A. axillaris
M. serratus
Pleura
Lungenparenchym

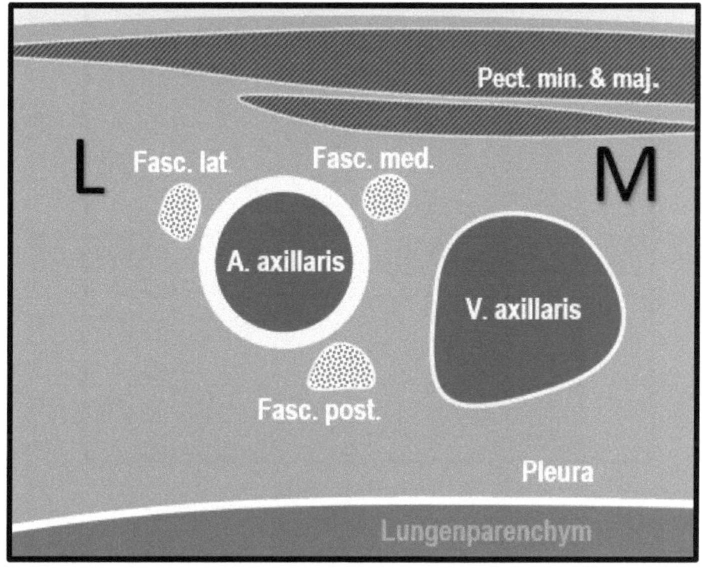
Pect. min. & maj.
L
Fasc. lat.
Fasc. med.
M
A. axillaris
V. axillaris
Fasc. post.
Pleura
Lungenparenchym

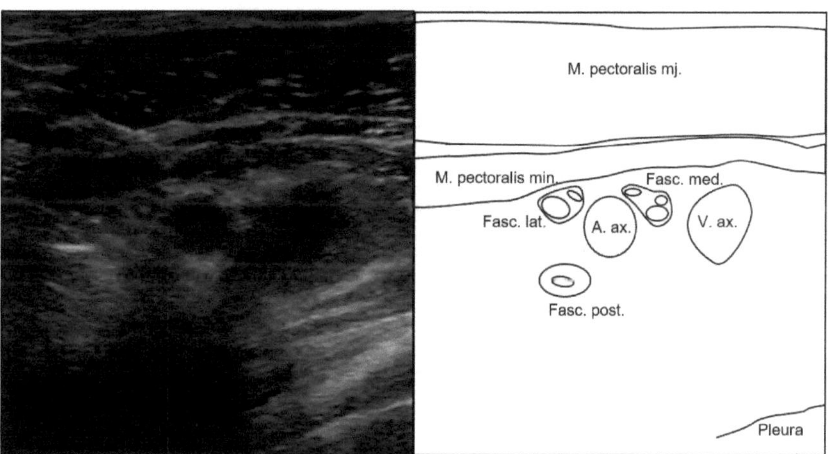
M. pectoralis mj.
M. pectoralis min.
Fasc. med.
Fasc. lat.
A. ax.
V. ax.
Fasc. post.
Pleura

Axilläre Blockade

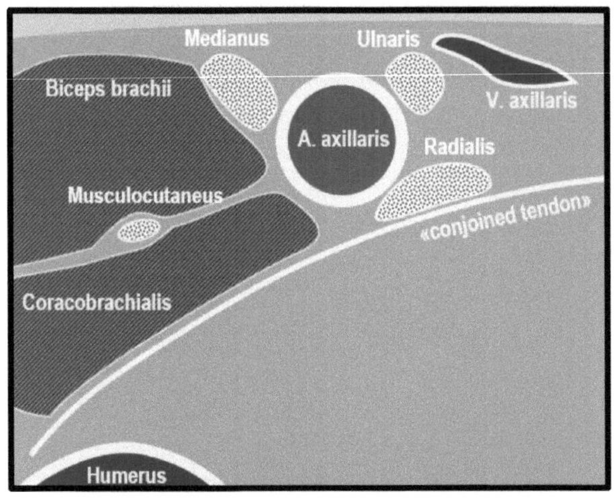

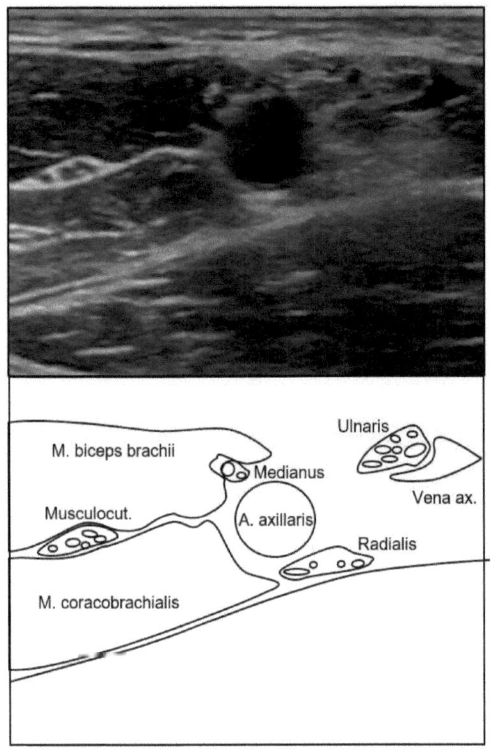

Anhang uEx

Femoralisblockade

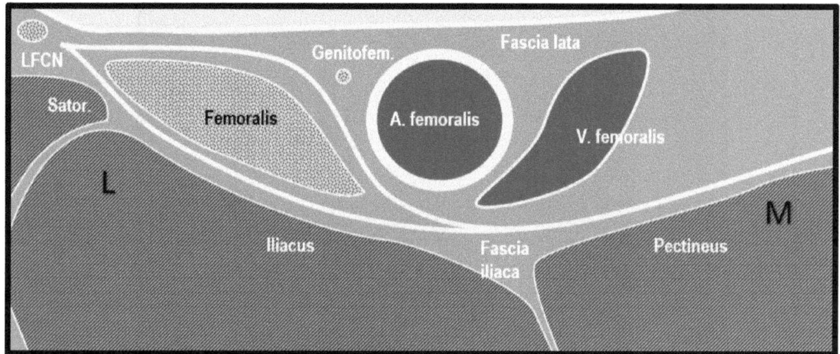

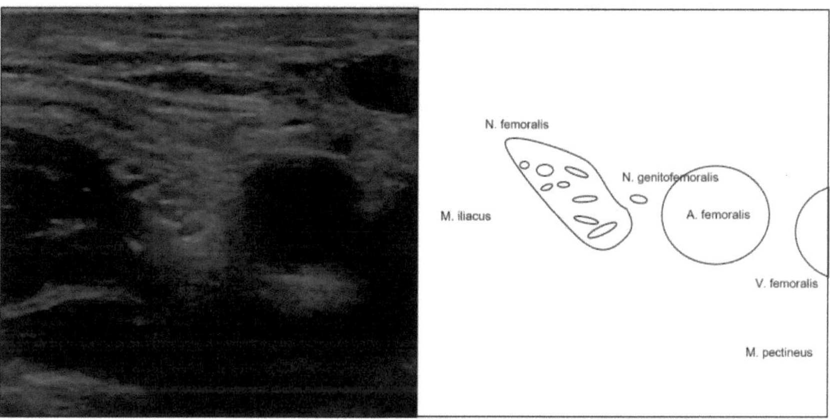

Obturatoriusblockade

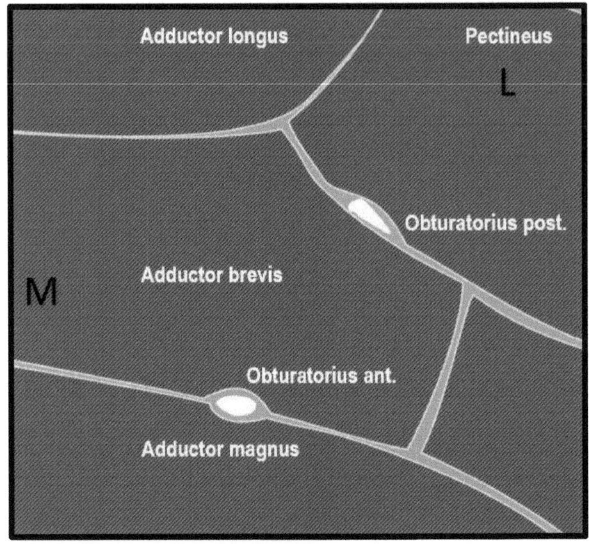

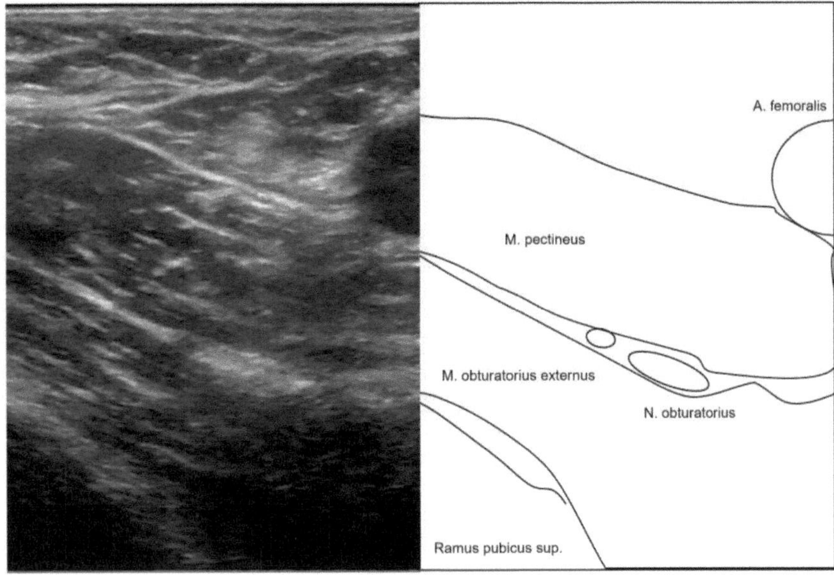

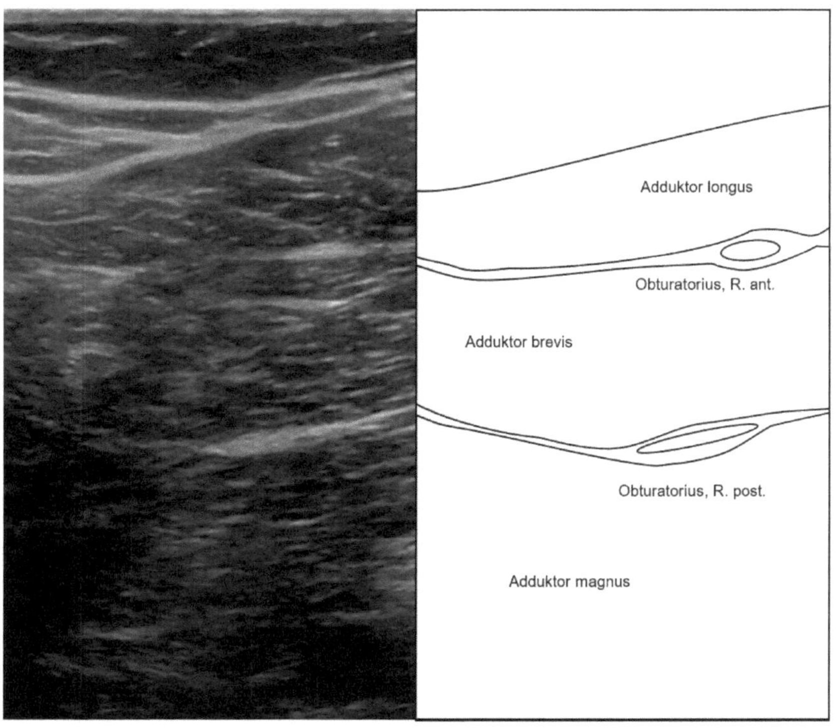

Adduktor longus
Obturatorius, R. ant.
Adduktor brevis
Obturatorius, R. post.
Adduktor magnus

Saphenusblockade

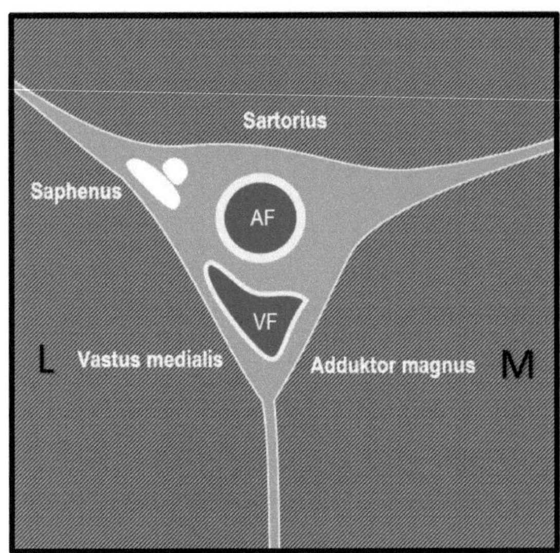

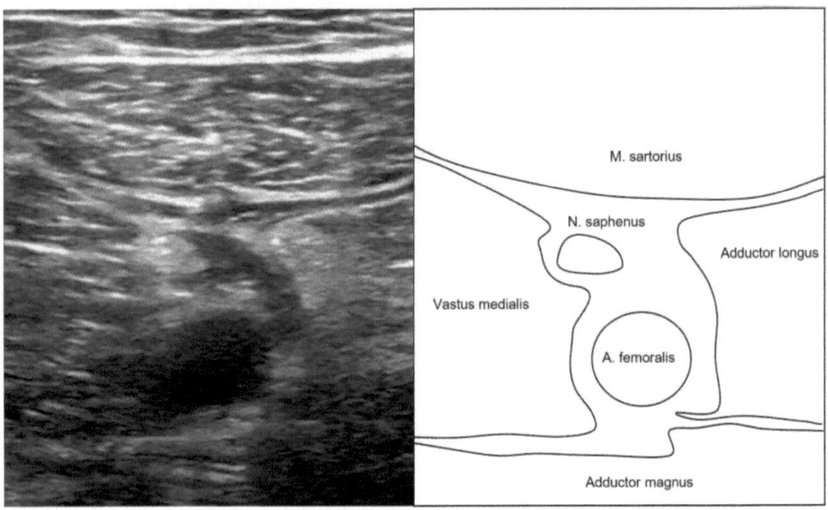

Proximale Ischiadicusblockade

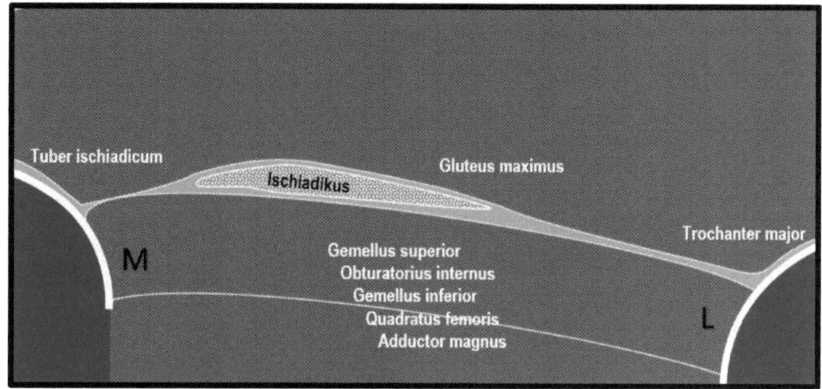

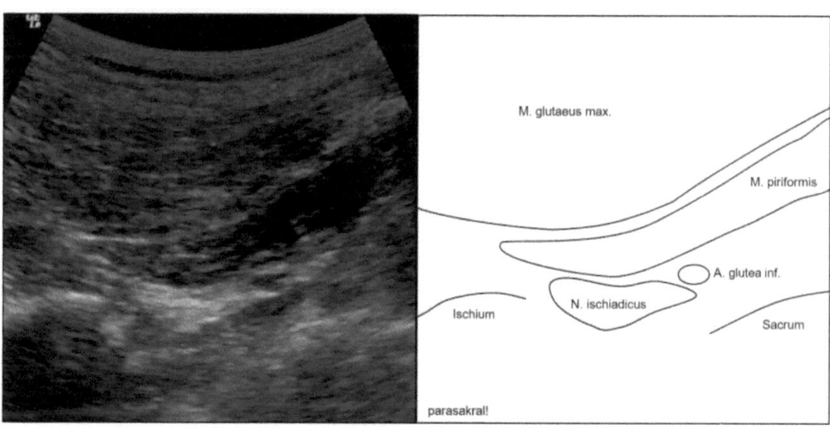

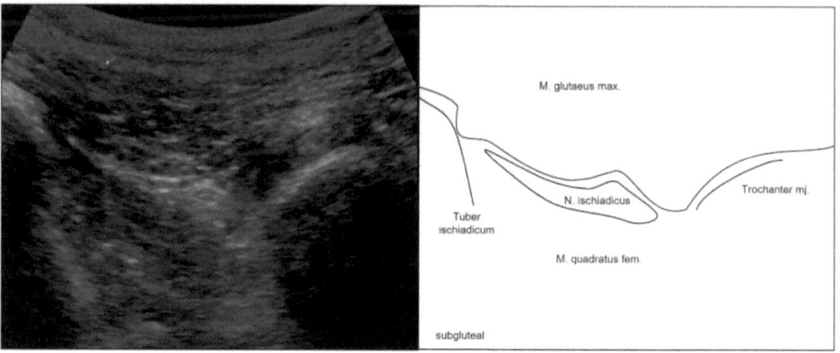

Distale Ischiadicusblockade

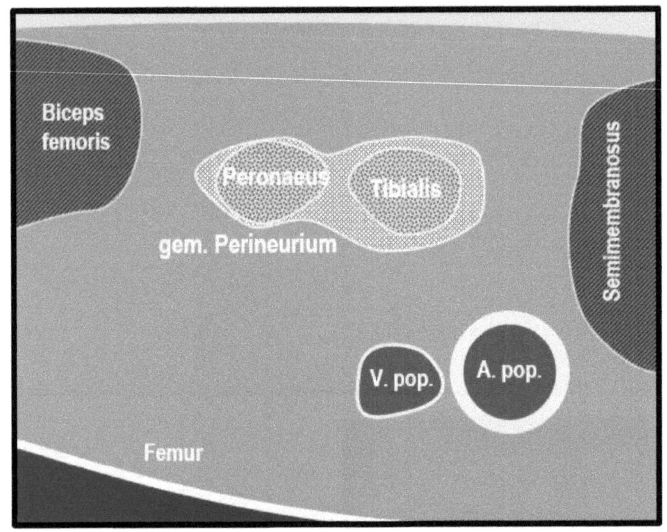

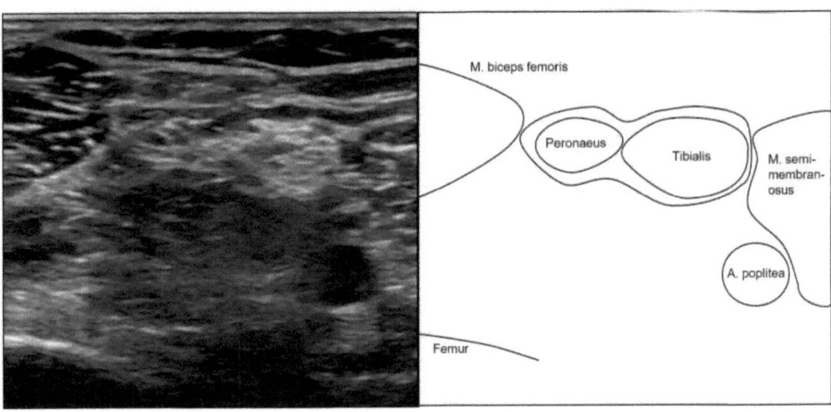

Sonographiebilder mit freundlicher Genehmigung aus dem umfangreichen Fundus von

Dr. M. Sager, Basel